高血压的对症调养

王 淼◎主编

U0363510

天津出版传媒集团

天津科学技术出版社

图书在版编目(CIP)数据

高血压的对症调养 / 王淼主编. —天津：天津科学技术出版社，2015.1(2022.7 重印)

ISBN 978-7-5308-9538-2

Ⅰ.①高… Ⅱ.①王… Ⅲ.①高血压—中医治疗法 Ⅳ.①R259.441

中国版本图书馆CIP数据核字（2015）第010669号

高血压的对症调养

GAOXUEYA DE DUIZHENG TIAOYANG

责任编辑：梁　旭

责任印制：赵宇伦

出　　版：　**天津出版传媒集团**

　　　　　　天津科学技术出版社

地　　址：天津市和平区西康路 35 号

邮　　编：300051

电　　话：（022）23332369（编辑室）

网　　址：www.tjkjcbs.com.cn

发　　行：新华书店经销

印　　刷：三河市刚利印务有限公司

开本 710×1000　1/16　印张 16　字数 200 000

2015年5月第1版　2022 年 7 月第 2 次印刷

定价：39.80元

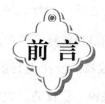

前　言

　　随着人口的增长和预期寿命的延长，近些年来，心脑血管疾病一直是导致人类死亡的重要原因。有关医学组织对 312 例住院的原发性高血压患者经过 15 年长期随访，发现由于心、脑、肾并发症死亡者达 97 例，占全部死因的 74.6%。研究表明，血压越高，并发症的发生率也越高。

　　目前在我国，高血压发病人数逐年快速递增，并且人群日趋年轻化。很多人都是正值生命力、创造力旺盛的中年时段死于高血压病。毫不夸张地说，高血压已经成为"人类健康的第一杀手"。

　　高血压本身的症状虽然不明显，但是会引发冠心病、心脑血管疾病、肾脏疾病等，临床上，很多高血压患者由于不了解病情，对高血压缺乏认识，最终引发致残的悲剧，遗憾终生。所以，高血压一旦被发现，无论病情轻重，都要及早治疗。

　　高血压的诱因很多，包括遗传因素、肥胖、高盐饮食、大量饮酒、缺乏体力活动、精神紧张等。在众多因素之中，饮食中摄入过量脂肪、高热量食物，使得身体不能正常代谢，成为高血压发病的最主要因素，所以正确的饮食调理可以辅助降压，同时减少药物对身体的副作用。

除了坚持服用降压药和饮食调理，刮痧、拔罐、艾灸、药枕等方法都能够直接作用到体表局部神经、体液，进而改善血液循环、营养代谢、神经系统功能，帮助身体器官恢复功能，有效控制血压。

　　此外，生活中的很多细节也能够影响血压，如精神因素，好的精神状态对于高血压具有治疗效果。坚持适宜的运动也能够辅助治疗高血压，对于轻度高血压患者来说，仅仅通过饮食调控、运动疗法、精神疗法就能够稳定病情，甚至可以自愈。

　　在日常生活中，高血压患者在自我保健的基础上还要做好药物治疗工作，这样才能更好地控制血压水平，提高生活质量。

　　本书中详细地介绍了什么是高血压，以及高血压的膳食调养、精神调养、运动调养、如何用药等内容，可谓内容详尽、具体，高血压患者本人及其家属均可参考。

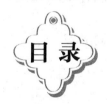

目 录

篇二　高血压患者的日常保健及调节

篇三　高血压患者的黄金饮食原则

篇一　高血压的解读、救治及用药

1. 无形杀手：揭开你的神秘面纱

高血压，人类健康的"第一杀手"

调查显示，在我国，平均每 15 秒钟就会有一个人死于心脑血管疾病。而高血压为目前最重要、最常见的心血管疾病。目前，人口日趋老龄化，除非广泛采取有效的措施，否则，高血压的发生率会继续升高。

高血压会引发脑卒中、冠心病、肾脏疾病，并且随着血压的升高，心肌梗死、心力衰竭、脑卒中、肾脏疾病的发病概率也会增高，人体中的心、脑、肾都会受到严重的危害。

一、心脏

从发病机制上看，高血压对于脏器的损害，以及引发脏器病变是个漫长的过程。临床资料表明，高血压首先危害的就是心脏。调查结果显示，收缩压在 120～139 毫米汞柱的时候，冠心病发作风险比收缩压低于 120 毫米汞柱的时候上升 40%。由此可以看出，高血压与冠心病的发生有一定的关系。血压迅速升高还可能诱发心肌梗死，加速心力衰竭。

高血压对心脏冠状动脉会产生损害，对心脏细小动脉的损害较小。血压上升，冠状动脉就会扩张，刺激血管内皮下平滑肌细胞增生，导致动脉壁胶原蛋白、弹力蛋白、黏多糖增多，胆固醇、低密度脂蛋白容易进入到动脉壁里面，久而久之，形成纤维增生。此外，平滑肌细胞内溶酶体增多，对动脉壁上胆固醇的清除率就会降低，导致冠状动脉狭窄，出现粥样硬化，心肌供血量下降，被称作冠心病或缺血性心脏病。

研究表明，高血压引发的冠心病的发病率在逐年上升，并且调查显示，冠心病患者里面一半以上的人都存在高血压病史。从这里我们也能看出，高血压对于心脏冠状动脉的损害很严重。

高血压通常容易使心脏结构、功能发生改变。由于血压长期高升不下，左心室长期受累，负担日趋加重，左心室就会由于代偿而逐渐扩张，形成高血压性心脏病。处在心功能代偿期，除了偶尔会出现心悸、气短等，不会出现其他症状。

代偿功能失调，就会出现左心衰症状，稍微活动就会出现气喘、咳嗽、心悸、呼吸困难、痰中带血，甚至出现肺水肿。X 线检查和心脏超声等影像检查可能显示出左心室肥厚。所以，高血压患者血压水平控制得不好，很可能会在数年之后出现高血压性心脏病。

二、肾脏

肾脏是泌尿系统中的重要脏器，有很大作用，对肾脏危害较大的因素除了炎症、细菌感染以外就是高血压了。

病理研究表明，高血压对肾脏的危害是从细小动脉开始的，初期时，没有明显肾脏形态和功能的改变，只是某些肾单位出现纤维化玻璃样变，另一些正常肾单位代偿性肥大。随着病情的发展，肾脏表面会呈颗粒状，皮层变薄，出现萎缩，进而导致肾功能不全，甚至发展成尿毒症。所以，高血压对肾脏的危害是个漫长的过程。

肾功能代偿不全的时候，很可能会因为肾脏浓缩功能下降出现多尿、口渴、多饮、尿比重低等症。肾功能不全，继续发展的话，尿量明显减少，全身水肿，会出现电解质紊乱、酸碱平衡失调，血液中的肌酐、非蛋白氮、尿素氮都会升高，双侧肾脏呈现出对称性轻度缩小。

肾脏功能不全或发展为尿毒症，对于肾脏的损害都是不能逆转的，当然了，肾脏功能不全阶段的患者注意保护肾功能，合理用药能够维持较长时间，随着肾移植、血液透析的出现，肾功能衰竭患者生存期会延长，无论如何，高血压对肾脏的损害很大，一定要提高重视程度。

三、大脑

高血压主要通过影响动脉血管危害脑，高血压早期，血管不会出现明显器质性损害。如果持续多年高血压，血管壁会慢慢硬化、失去弹性，管腔会越来越狭窄、闭塞。脑中的小动脉肌层、外膜不发达，血管自动调节功能较差，长时间血压升高、血压波动大、精神紧张、降压药使用不当等因素都可能引发脑血管病。

临床高血压引发的脑血管病包括脑出血、高血压脑病、腔隙性梗死等。脑出血为晚期高血压常见并发症。防止脑出血要从控制血压入手。因为脑出血的病变部位、出血量、紧急处理情况对患者的预后影响很大。脑出血的病死率较高，幸存者大都会留下后遗症，如偏瘫、失语等。

四、眼底

眼底检查不但为眼科疾病诊断的依据，也是判断高血压程度、了解预后的重要检查手段。高血压对眼底产生的损害主要包括：

高血压发病早期，眼底检查多正常，若血压长时间增高，视网膜动脉容易硬化，随病情发展而出现视网膜渗出、水肿、出血，甚至视神经盘水肿，若治疗不及时，眼底会出现放射状蜡样小黄点，会引发视觉障碍，如视物不清、视物变形等，最后出现失明。

通常将眼底病变分成四级：第一级为视网膜小动脉稍出现狭窄、轻度硬化；第二级为视网膜动脉明显硬化，动脉出现"眼线反应"，动静脉出现交叉症状；第三级会加重视网膜出血、渗出、水肿；第四级伴随着视神经盘水肿。

病变程度的分级显示的是高血压进展程度，也就是眼底改变级别越高，高血压患病时间越久，病情越重。特别是视网膜出血、渗出和视神经盘水肿的时候，预示着体内重要脏器，如脑、心、肾等都有着不同程度损害。特别是出现增殖期视网膜病变的时候，说明已经发展到了不能逆转的程度。

何为高血压

现在，高血压已经成为人类健康的第一杀手，一旦患上高血压，就必须终生用药、预防并发症，因此，确诊为高血压之后，患者应当树立长期治疗的思想。

首先为大家介绍一下什么是血压。血压就是指血液在血管中流动时对血管壁产生的单位面积侧压力。由于血管有动脉、毛细血管、静脉之分，因此，血压也就有动脉血压、毛细血管血压、静脉血压之分。通常我们提到的血压是指动脉血压。

血管内的血液就像水管里面的水一样，水对水管会产生压力，血液对血管同样会产生压力。水的压力取决于水塔容量和水管粗细，水塔里面的水越多，水管越细，水对管壁的压力就会越大，反之则越小。血压也是如此，血管扩张时，血压会降低；血管收缩时，血压会上升。主要影响血压的因素为动脉血压调节系统，即增减血容量、扩缩血管，或二者同时存在。

等到心脏加强收缩输血时，动脉里面的血压会上升，这个时候的压力被称作收缩压，也叫"高压"；心脏舒张回血的时候，动脉弹性回缩产生的压力为舒张压，也叫低压。收缩压和舒张压二者间的差额被称作脉压。

血压用毫米汞柱（mmHg）来计量，它与法定计量单位千帕的换算方法为1毫米汞柱约等于0.133千帕，也就是约7.5毫米汞柱为1千帕。

那么血压是怎么形成的？人体循环器官包括心脏、血管等，它们相互联结，构成了基本封闭的管道系统。正常心脏是个力量很大的肌肉器官，就像是个马力非常大的水泵，它昼夜不停地工作着。心脏舒缩过程中，血液就会在身体的各个器官里面不停循环。血液在血管中流动的过程，无论心脏属于收缩还是舒张情况，都会对血管壁产生一定的压力。我们平时测量的"血压"，其实就是对上臂肱动脉的血压测定，是对大动脉血管的间接测定方法。

血压的高低和血管弹性、外周血管阻力、心排血量、神经－体液感受器调节相关，各种原因导致的动脉硬化、血管弹性降低、血管阻力上升、神经－体液调节失常、肾素－血管紧张素分泌量增大，都会形成高血压。

《中国高血压防治指南》中定义高血压：在未用抗高血压药物情况下，收缩压不低于140毫米汞柱和/或舒张压不低于90毫米汞柱即为高血压。收缩压不低于140毫米汞柱和舒张压低于90毫米汞柱的单列为单纯性收缩期高血压。

高血压严重威胁着人们的健康，下面就来仔细介绍一下高血压的特征：

1. "三高"高血压的"三高"就是指：患病率高、致残率高、死亡率高。患病率高：1991年，中国高血压患者共有9 000万人，同时以每年 350 万人的速度增加，到 1998 年底，已增至 1.1 亿人，平均每三个家庭就有一个高血压病人。2002 年全国居民营养和健康状况调查结果显示，我国成人高血压患病率达到了 18.8%，全国高血压患者达到了 1.6 亿人。致残率高：高血压患者脑卒中率很高，在脑中风患者中，约有 75% 的人不同程度地丧失劳动力，40% 的患者重残。死亡率高：高血压和心血管病占全国人口死因的 41%。

2. "三低"　高血压的"三低"就是指：知晓率低、服药率低、控制率低。知晓率低：调查显示，我国人群中有 53% 的人检测过血压，44% 的人了解自身血压水平。1991 年的调查结果显示，城市高血压的知晓率为 36.3%，农村为 13.7%。服药率低：城市高血压患者的服药率为 17.4%，农村为 5.4%。但最近的调查显示，高血压患者服药率已上升到 28.2%。控制率低：未正规服药，虽然服了药，但血压并没有被很好地控制。1991 年的全国调查显示，高血压的有效控制率不足 3%。就是说，100 个患者当中仅有 3 个人的血压被控制在正常水平，这就是为什么高血压会那么容易引发脑卒中和心肌梗死。

原发性高血压没有明确的高血压诱因，占高血压总人数的 90% 以上。除了以上因素外，不良的生活方式，如吸烟、酗酒、高盐饮食等，以及精神因素，都可能促进高血压的发生。

医源性高血压是怎么回事

所谓医源性高血压，其实就是医生用药不当而导致患者的血压升高，超出正常值，进而引发的高血压，也叫药物性高血压。

此类高血压临床上并不多见，但是大家应当提高警惕。了解医源性高血压能够帮助我们区别原发性高血压和其他原因导致的继发性高血压，避免使用诱发高血压的药物，进而预防医源性高血压的出现。

到目前为止，医源性高血压的发病机制尚不明确，也没有对其进行系统分类，可根据常用、可能引发高血压的药物种类为大家简单介绍一下。

一、单胺氧化酶抑制剂

此类药物包括各种肼类抗抑郁药、帕吉林及呋喃唑酮等，主要是拮抗单胺氧化酶和其他酶类，阻碍细胞内外儿茶酚胺灭活，也就是阻碍肾上腺素、去甲肾上腺素失活，使得血管收缩作用上升，临床表现包括：心慌、全身血管搏动、剧烈头痛、面色潮红、出汗、血压上升，大概有 1/3 患者颈项强直，出现恶心呕吐；有些表现出危象，如极度衰竭、血压显著上升、半身不遂、昏迷，甚至死亡。多数患者危象消失之后不会伴随明显后遗症。应以治疗为辅，预防为主，避免使用此类药物，尤其是帕吉林，出现严重升压反应的时候，可以反复注射酚妥拉明 5～10 毫克，直到严重不良反应消失。

二、口服避孕药

口服避孕药为育龄妇女的基本避孕措施，有些妇女服用避孕药后血压可能会上升，其发生率小于 18%，停药之后，血压会逐渐恢复平稳。目前认为避孕药导致的血压上升和雌激素含量过高有关。雌激素能够增加肾素分泌，引发血浆中血管紧张素 Ⅱ 浓度上升，而血管紧张素 Ⅱ 会导致血管收缩，促进钠进入细胞中；还会导致醛固酮分泌上升，钠水潴留，进而引发高血压。此类高血压可通过停服避孕药、改用其他避孕措施改善。

三、其他药物

主要包括具有糖皮质激素作用的药物，如糖皮质激素、甘草等，导致血压上升的机制可能和糖皮质激素容易引发钠水潴留相关；非甾体类抗炎药物，如吲哚美辛等，此类药可减少体内前列腺素生成，进而使得血压上升；损害内脏药物导致的高血压，如非那西汀；直接导致血管收缩的药物，如麦角胺、毒扁豆碱和相关碱类。

上述药物引发的高血压虽然并不常见，但是高血压患者还是要慎重使用这些药物。降压治疗效果不佳的时候，应当排除上述药物可能导致的不良影响。

白大衣高血压、假性高血压是怎么回事

有的患者看到医生就会紧张，如果这个时候医生要求患者测量血压，患者的血压就会立刻上升，但是医生离开之后，血压又会恢复到平稳状态，此即为高血压白大衣现象，意思就是说医务人员在场的时候患者的血压就会反射性上升。

美国的医学家曾经对三组患者进行过对比实验，实验人群中，292人以前被诊断是可疑高血压，42人已患高血压，37人血压正常。首先让医生为他们测量血压，同时做好记录，之后在每个人身上安一个动态血压监测器，24小时中每15分钟记录1次（晚上的时候每30分钟做1次记录）。结果发现，20%可疑者和50%患者血压波动处于正常范围。说明日常生活活动量并不会对血压产生显著影响。医学家认为，一看到医生血压便上升，其实就是对血压测量的条件反射，多出现在抽象思维能力较强或年轻临界高血压患者身上。其诱因可能为交感神经活动增强、副交感神经活动受抑制。并且指出这种现象的高血压患者加用β受体阻滞剂，如美托洛尔、阿替洛尔，或用血管紧张素转换酶抑制剂治疗，都能够消除或减弱上述现象。

可能有些人会对此表示怀疑，怎么可能有人看到医生血压就上升呢？实践证明，高血压白大衣现象的确存在，甚至终身服用降压药的人也可能存在。有的人根本没有高血压病，但测量的时候血压却偏高。专家提醒，尤其是女性，被医生诊断出血压偏高的时候最好做一次24小时血压动态监测，以免误诊。

我们通常提到的血压，就是指血压计从体外间接测量得到的血压值，要通过气囊加压在某个肢体上，阻断血流，之后放气，并且监听动脉搏动声音，听到动脉搏动音是收缩压，动脉搏动音消失是舒张压。若动脉壁硬化严重，则不能用正常压力阻断血流，只能通过高压力才可阻断血流。如今已证实，有些老年患者间接测量出的血压值很高，直接测量血压的结果却很正常，此即为"假性高血压"。

假性高血压能够通过直接动脉内测压确诊，或增加气囊内压力，让它远远超过桡动脉压，这个时候假性高血压患者会因为动脉管壁的硬化触摸到条索状桡动脉，而动脉管壁仍然较软的患者则不能触摸到桡动脉。假性高血压的出现率较低，但随年龄增长，发生率会逐渐增高，所以，周围动脉很硬、血压很高的高血压患者，若没有明显脑、心、肾等重要器官损伤，可以考虑是假性高血压。

假性高血压患者的脏器血管出现动脉硬化，常常会伴随着脏器供血不足，其舒张压也不是很高，很难耐受降压治疗，通过服抗高血压药物治疗可能会引发严重并发症。所以此类患者未确诊之前不能贸然进行降压治疗。确诊之后要治疗动脉硬化、脏器供血不足，以消除动脉硬化易患因素，逆转动脉硬化，进而保护脑、心、肾等重要脏器的功能。

高血压病因分析

流行病学调查和实验研究发现，血压上升与多种因素有关，如遗传因素、体重因素、营养因素、精神和心理因素等。下面就来简单介绍一下每种因素和高血压的"渊源"。

一、遗传因素

很多临床调查资料显示，高血压为多基因遗传，同一家庭里面集中出现高血压患者，并非由于他们共同的生活方式所致，而是遗传因素决定的。遗传性高血压患者共存在两种类型基因遗传：携带高血压病主基因，会随着年龄增长而出现高血压；携带高血压病副基因，如果这些人没有其他诱发高血压的因素，就不会发病，但是，到目前为止仍然没有手段从形态、生化、功能等方面查出这些遗传素质。

二、体重因素

体重和血压之间存在高度相关性。有关资料表明，超重、肥胖的人高血压的患病率比体重正常的人高 2～3 倍。前瞻性研究证明，在某段时间内体重增长快的个体，血压增长相对较快。我国人群研究结果表明，不管单因素还是多因素分析，都表明体重指数偏高，即为血压升高的独立危险因素。

三、营养因素

现代人的饮食日趋营养化，但高血压的人数却呈现出了递增趋势，因此，有专家开始研究膳食结构和血压调节之间的关系，较多的研究认为，过多摄入钠盐、过度饮酒、膳食中多不饱和脂肪酸和脂肪酸比值低，都可能诱发高血压。而膳食中增加钾元素、钙元素，以及优质蛋白质的量能够有效防止血压升高。

四、精神、心理因素

研究发现，从事紧张度高的职业，如司机、电话员、会计、统计人员等，高血压的患病率比普通人高很多。这就说明高血压容易出现在从事注意力高度集中、精神紧张同时缺乏体力活动的人群中。

五、吸烟

吸烟会加快动脉粥样硬化，还会导致血压升高。专家研究发现，吸两支烟 10 分钟之后，肾上腺素、去甲肾上腺素的分泌量都会上升，进而引发心跳加速，收缩压、舒张压上升。吸烟者很容易患上恶性高血压，而且容易因蛛网膜下腔出血而死。此外，香烟中的尼古丁还会降低降压药的疗效，因此，防治高血压的时候还要注意戒烟。

通过上述介绍我们也能看出，很多因素都和高血压的发病有密切关系，高血压病还可能为遗传、营养、体重、社会心理等诸多因素综合作用的结果。

高血压的病情分期

我们都知道，高血压并非传染性疾病，通常情况下，可根据高血压和受损器官损害程度对高血压进行分期。我国将高血压分成了三期：

高血压 1 期：主要特点为，血压上升，超过血压诊断标准，但是没有心脏、脑、肾脏损害。也就是说，检查心脏无扩大，肾功能正常，没有蛋白尿、血尿和管型尿，也没有血管意外表现。眼底、心电图、X 线都正常。也就是说，此阶段的高血压患者仅仅表现为血压上升。此阶段患者的收缩压为 140～159 毫米汞柱，舒张压为 90～99 毫米汞柱。

高血压 2 期：主要特点为，血压上升，超过高血压诊断标准，而且伴随以下几项中的任意一项：左心室肥厚（检查出心界向左下扩大，X 线、心电图、超声心动图能证实）；尿蛋白或血肌酐轻度上升；眼底动脉全部或局部痉挛、狭窄。此阶段患者的收缩压为 160～179 毫米汞柱，舒张压为 100～109 毫米汞柱。

高血压 3 期：主要特点为，血压持续上升，并且伴随以下几项中的任意一项：高血压脑病或脑溢血、脑梗死；心力衰竭；肾功能衰竭；眼底出血或渗出，视盘水肿。此阶段患者的收缩压超过 180 毫米汞柱，舒张压超过 110 毫米汞柱。

高血压患者本人或医生若可以掌握高血压分期，依据不同时期通过不同手段治疗高血压，就能够收获不错的成效，进而改善高血压预后。

高血压的危害非常大，它会导致动脉压力异常上升，动脉血管就像流水管道，而心脏如同水泵，管道中的压力突然上升，泵就会加大力量将水泵到管道中，时间久了，泵就会受到损害；并且，长期高血压如果不及时降压，心脏会由于过度劳累变得肥厚，进而引发心脏功能衰竭，此即为高血压性心脏病、心力衰竭。

管道中压力过大，脆弱、硬化的血管会破裂，发生在脑血管中，即为血性脑卒中。同样，肾脏中的毛细血管丰富，这些微细血管长期受高血压影响会出现硬化、狭窄，功能也会受损，进而使得肾毛细血管不能顺利排出体内毒素，使得毒素残留在血液中，久而久之，引发肾功能衰竭、尿毒症等。

由此我们可以看出，如果出现高血压后不及时治疗，心、脑、肾三个重要脏器均会受损，进而产生严重的并发症，而等到此时再想治愈可就困难了。所以，定期检查身体对高血压患者尤为重要。

高血压对人体器官的损害

高血压被人们称为"隐形杀手"，因为它虽然没有显著的自觉症状，但是却会影响到人体各个器官的结构和功能，引发各个器官功能衰竭，那么高血压究竟对人体器官有哪些损害呢？

一、对心血管产生损害

高血压主要损害的是冠状动脉血管，会使冠状动脉变得狭窄，出现粥样硬化，心肌供血量减少，进而引发冠心病。此外，高血压还会使心脏结构、功能发生变化。血压长期上升，会加重心室负担，左心室由于代偿变得肥厚、扩张，久而久之就形成了高血压性心脏病。

二、对大脑产生损害

高血压主要损害的是脑动脉血管，长期高血压会使动脉壁缺氧，进而导致营养不良，血管壁逐渐硬化、丧失弹性，管腔也会越来越狭窄，最终闭塞；或长期血压上升、血压波动较大、精神紧张、降压药使用不当，引发脑动脉痉挛等，促进脑血管疾病的出现。常见的脑血管疾病包括：脑出血、高血压脑病、腔隙性脑梗死等，脑出血病死率很高，疾病幸存者也会落下偏瘫、失语等后遗症。

三、对眼睛产生损害

虽然高血压对眼底的损害出现得较晚，但随着高血压级别的上升，眼底改变级别会越来越高，病情越来越重。如果出现视网膜出血、渗出、视神经盘水肿，则说明体内重要脏器，如心、脑、肾都已经受到了不同程度的损害。

四、对肾脏产生损害

泌尿系统会将体内的"废水"排出体外，肾脏为泌尿系统中枢，一旦高血压出现，就会损害肾脏，等到肾脏代偿功能不全的时候，损害就变成不可逆的了。

五、高血压和高血压病的区别

现实生活中，很多人不能将高血压和高血压病区分开来，认为它们就是一回事儿，高血压不过是高血压病的简称。实际上，高血压和高血压病是两个完全不同的概念。

高血压其实只代表一个症状，而并非独立的疾病。很多疾病，如慢性肾炎、肾盂肾炎、甲状腺功能亢进、库欣综合征、原发性醛固酮增多症等，皆可能伴随血压上升。但这种高血压为继发上述疾病之后，常常被称为继发性高血压或症状性高血压。

高血压病并非独立疾病，也称作原发性高血压，占高血压患者总人数的90%以上。到目前为止，仍然没有发现其发病原因，临床上认为动脉血压升高是它的主要特征，但是会随病情的进展而加重，心、脑、肾等脏器受牵连，出现功能性或器质性改变，如心力衰竭、肾功能不全、脑出血等。

二者的病理不同，治疗原则也不同，原发性高血压只能通过积极治疗才可有效预防并发症；而继发性高血压应先治疗原发病，之后才能有效控制血压上升，仅仅通过降压药是很难控制病情的，因此，临床上遇到高血压患者时，应当首先排除其他疾病引发的高血压，才能更好地诊断疾病。

高血压的高发人群

如今，高血压发病率越来越高，很多人不理解，为什么人们的生活越来越好，高血压却多了？实际上，高血压的发生是有缘由的，而且有些人群是很容易患上高血压的，下面就来为大家介绍一下这些人群。

一、肥胖者

研究发现，人体脂肪量和血压水平呈正相关，肥胖人群血压明显高于正常或偏瘦者，并且，多数肥胖者还伴随着高脂血症。肥胖患者大都喜欢吃咸食、酸食、辣食，使得食量大增，并且，肥胖者大都不爱运动，身体的产热量低于热量的消耗，使得脂肪大量堆积在体内，不能进行正常代谢，机体的血糖、血脂显著高于正常水平，进而诱发高血压。

二、吸烟和饮酒者

吸烟会引发肾上腺活动频率加快，进而加速心跳，导致血压上升，并且，香烟中富含尼古丁，能够抑制降压药功效。而大量饮酒，酒精浓度会短时间达到高峰，刺激血管的同时兴奋神经，加重心脏、肾脏负担，进而引发高血压。

三、爱吃咸的人

食盐的摄入和血压水平关系密切，研究表明，每日食盐的摄入量提高2克，收缩压、舒张压会分别增加2.0毫米汞柱和1.2毫米汞柱。盐的主要成分为氯化钠，由氯离子和钠离子构成，一旦钠离子和氯离子过量，心室血液充盈量、输出量便会增大，增加心血管负担，还会导致肾上腺素、去甲肾上腺素分泌量增加，进而加重肾脏排泄负担，诱发高血压。

四、儿童

现在，人们的物质生活越来越丰富，很多儿童由于家长不当的喂养而吃成了"小胖墩"，长期摄入高盐、高糖、高脂肪食物，为儿童患上高血压埋下了隐患。此外，现在的儿童学业繁重、压力较大，占用了休息、玩耍时间。再加上手机、电脑等电子产品对孩子的影响，使得很多孩子沉迷于游戏不能自拔，全身血管紧张收缩，进而引发高血压。

五、中青年

研究发现，每周工作时间越长的人越容易患高血压和心脏病，这就是为什么中青年工作者经常出现过劳死、猝死等现象。

六、老年人

研究发现，65 岁以上的高血压患者的人数占高血压患者总人数的2/3，从这里我们也能看出，高血压是危害老年人身体健康的大敌。老年人的味蕾退化，吃饭的时候常常会觉得没味儿，不自觉增加盐的摄入量，这是老年人容易患高血压的重要原因之一。并且，老年人的肾脏功能也在退化，使得身体中大量的钠离子不能顺利排出体外，新陈代谢的过程不能顺利进行，进而诱发高血压。

七、孕妇

妊娠期高血压不但会影响孕妇健康，还会影响胎儿发育，所以，孕妇一定要提高警惕，如果怀孕期间全身水肿、视力模糊，血常规检查发现血小板减少、凝血功能障碍，应当及时治疗。并且，妊娠过程中应当定期检测血压、尿蛋白等指标，以防止妊娠期高血压的出现。妊娠高血压很容易对孕妇、胎儿产生不良影响，如果孕妇患上了高血压，很可能会由于全身小动脉频繁痉挛诱发身体其他脏器病变，对胎儿来说，会影响其健康成长，甚至导致胎儿死亡。所以，怀孕的时候，女性应当控制体重，定期做相关检查，适当运动，保证膳食营养的均衡。

八、有家族史者

很多有高血压家族史的人，由于体内含有高血压基因，会随年龄增长而出现高血压。但是有些有高血压家族史的人却终生没有患上高血压，主要是日常饮食控制和运动疗法的功劳。

九、司机

司机长期饮食不规律，昼夜颠倒，作息时间没有规律，并且开车的过程中要集中精神，长期处在精神紧张状态，进而引发交感神经异常活动、兴奋，使得血压上升。所以，司机不但要增加睡眠时间，保障营养，在出现头晕、视力模糊的时候还应当及时就诊。

高血压的预警信号

每种疾病发作之前都会有一些征兆，高血压也不例外，如果及时发现，采取科学的方法积极防治，就能够很好地控制病情，将高血压对人体的危害降到最低，下面就来为大家介绍一下高血压的常见征兆：

一、头晕眼花

高血压的头晕眼花症突然性和继发性都很强。但是由于这种天旋地转的感觉时间很短，很多人都不放在心上，可是对于老年人来说，应当引起重视，提高警惕，突然头晕眼花、视力模糊，可能是脑卒中先兆。

二、头脑发胀

日常生活中，头脑发胀的现象很频繁，睡眠不足、伤风感冒、环境闷热、劳累等因素均可能诱发此症，通过适当调节、休息之后就能够得到缓解。但是，如果头脑出现持续性钝痛、发胀，并且伴随着恶心、呕吐等症，很可能为血压上升的预兆，此时不能乱用止痛药和治疗头痛的一般性药物，应当及时到医院就诊，以免耽误病情。

三、针刺般胸痛、突然胸闷

日常生活中，心跳突然比平时快，并且频率不均匀，通常为心脏期前收缩。主要为心肌缺血、血管和血液异常引发病变所致。常常呈现出突发性、短暂性、剧痛性特征，还会伴随着血管堵塞、气促，进而引发胸闷。这也是血压上升诱发脑出血的前兆。

四、吐字不清

正在说话时，却突然表述不清、舌头打结，很可能由于情绪波动过大，引发血压上升，使得中枢神经系统受到影响所致。

五、眼睛疲劳、刺痛、看东西重影

通常，青年人血压上升症状不明显，主要表现为眼睛干涩、刺痛等症，多是压力大、长期受电脑辐射所致。对于老年人来说，一旦血压上升，反应就会非常剧烈，甚至会出现高血压危象，这是周围小动脉血管暂时性强烈收缩，引发血压剧烈上升所致。引发症状：头痛、头晕、呕吐、心悸、视力模糊等。通常情况下，血压上升导致的症状持续的时间较短，血压平稳之后病情能够好转，但若脑出血出现痉挛，进而伴随侧肢体活动失灵，甚至抽搐、昏迷等，抢救不及时甚至会死亡。此外，老年人因为颅压、血压上升，非常容易出现短暂性眼睛刺痛，视物模糊，出现重影，不要认为这仅仅是眼病，应当先测量血压，防止误诊。

六、四肢失常

有些人清晨或傍晚走路的时候在没有先兆的情况下突然摔跤，千万不要认为是自己没走稳所致，可能是因为高血压诱发的轻微感觉障碍；还有时候人吃饭突然拿不稳筷子，觉得手无缚鸡之力，这种状况可能为短暂性生理现象所致，很可能是血压突然上升引发的四肢麻木，通常持续时间较长。

睡觉打鼾，可能引发高血压

可能有人看到这个题目时会觉得疑惑，打鼾怎么可能会引发高血压呢？内科专家表示，有些高血压的出现实际上就是阻塞性睡眠呼吸暂停综合征所致，那么，睡觉的时候打鼾为什么会引发高血压呢？

打鼾是常见的睡眠性疾病，多数打鼾者认为打鼾又不是什么大病，也就不放在心上。实际上，如果不治疗打鼾，不但可能引发心脑血管疾病，甚至会威胁生命安全。

美国的普拉不哈卡教授针对老鼠做了这样的实验：将几只老鼠关到笼子中，用类似人类睡眠呼吸暂停间歇频率切断老鼠氧气供应。同时，让另外一些老鼠生活在氧气含量较低的环境里，接近高原水平。十天之后，间歇呼吸氧气的老鼠患上了高血压。

结果显示出，两组老鼠最大的不同点为颈动脉，颈动脉为红褐色扁椭圆形小体，在颈内、外动脉分叉的后面，连接着动脉壁，它是由特殊细胞团包着结缔组织构成的，能够感受到氧气浓度变化，进而反射性地调节呼吸运动。

正常情况下，氧气水平下降的时候，颈动脉就会向神经系统发出指令，使得血压上升，输送出更多氧气。氧自由基便会将这个信号传输过去。但阻塞性睡眠呼吸暂停会导致氧气水平反复下降，颈动脉里面的自由基就会过量，进而不断向神经系统发出血压上升的信号。所以，即使氧气恢复到正常值，血压还是会上升。

在中国，有很大一部分人睡觉的时候打鼾，而这些人中，将近1/4的人打鼾的时候会出现呼吸暂停。患者睡觉的过程中，每隔几分钟就会暂停呼吸 15 秒左右，整个晚上会暂停上百次。呼吸暂停的时候，体内氧气含量迅速降低，不但会影响人的睡眠质量和精神状态，还会导致血压上升、心率加速，损害机体中某些重要器官组织功能，甚至增加高血压、心脏病、糖尿病等症的患病风险、脂肪和糖代谢紊乱。时间久了，自然会引发血压上升。由此可见，治疗打鼾对于高血压、心脏病、糖尿病的防治都是非常重要的。

及时体检，及早发现，及早治疗

日常生活中，可以通过很多标准判断高血压，及早体检、及早发现、及早治疗能够有效控制血压，同时预防高血压并发症的出现。

目前，普遍采用的高血压诊断标准为：未服抗高血压药物的情况下，在不同的时间内，三次测量血压，取平均值，收缩压不低于 140 毫米汞柱和（或）舒张压不低于 90 毫米汞柱即为高血压。

正常人安静状态下高压不高于 140 毫米汞柱，低压不高于 90 毫米汞柱，任何一项高出正常值就是高血压。了解了诊断标准之后，我们就可以很容易地判断自己的血压状况了。

有些高血压患者通过服用抗高血压药物之后，血压低于 140/90 毫米汞柱，也是高血压。

很多人都是这样，平时身体没有非常明显的不适都不会增检查身体，其实这种做法是非常不负责任的。等到疾病已经让你觉得非常难受的时候再控制，想要治愈可就难上加难了。那么高血压患者都需要做哪些检查呢？

1. 尿常规和肾功能检查。检查尿蛋白、尿糖、血肌酐、血钾、血尿酸、血尿素氮水平，以确定早期有没有肾脏损害及其损害程度，高血压是否为肾脏疾病所致、是否伴随糖尿病等，对于肾小球和肾小管功能的了解非常有帮助。

2. 心电图和超声心动图检查，用来确定高血压病患者心脏功能状况，同时判断心脏是否出现肥大，是否存在心肌损伤、心肌缺血、心律失常、左室肥厚或合并冠心病等。

3. X 射线和其他检查，如血管造影、CT 检查定位诊断，能够判断有没有主动脉扩张、延长、缩窄等，以了解心脏轮廓动脉、肺循环状况等。

4. 静脉肾盂造影、肾动脉造影、肾图、肾静脉血肾素水平和活动测定，对可能为肾血管性高血压患者的诊断有参考价值。

5. 血、尿皮质激素和醛固酮水平测定对于内分泌性高血压具有重要意义。

6. 眼底检查，了解小动脉损伤情况，便于对高血压病患者分级。眼底检查对临床诊断、治疗、估计预后等均有帮助。如果出现高血压性视网膜病变，则反映高血压的严重程度和周身小血管病变损伤程度。

7. 血糖、血脂、血钙水平检查。

8. 做 24 小时动态血压监测，了解动、静态血压情况，为制订治疗方案提供依据。

9. 年轻的高血压患者要做肾上腺 B 超检查，了解有没有肾动脉狭窄和原发性醛固酮增多症等继发性高血压。

高血压患者就诊的时候最好将之前的检查结果带齐，然后仔细回顾自己的病情，这样一来，不但利于医生充分了解患者病情，还能够减少不必要的复查。

初次就诊时，医生会询问患者有没有高血压或其他病史，如糖尿病、血脂异常等；什么时候得知自己的血压升高，有没有服用过降压药，服药种类、服药剂量等。

之后，医生会让患者进行体格检查，包括测量血压，必要时会测定左右上肢血压甚至双下肢血压，了解是否存在差异；测量身高、体重，之后计算出体重指数；测量腰围；检查眼底；听颈动脉、腹部动脉、股动脉有没有杂音；全面检查心肺、外周动脉和肾脏情况等。

之后，医生会让患者进行实验室检查，包括心电图、血常规、尿液分析、血钾、血钙、血肌酐、血糖、血脂水平。必要的情况下还会进行超声心动图和动态心电图等检查。这些检查能够让医生对患者的病情做出全面判断，以选择适合的药物治疗疾病。

高血压患者的血压即使控制得很好，也应定期到医院复查。为的是监测患者服用的药物有无毒副作用。有些药物可能会使患者体内某些离子浓度发生改变，对于高血压患者的健康不利。所以，服用药物的高血压患者应当定期检测血脂、血糖、血尿酸变化，以及时调整药物剂量、种类。

定期复诊还能够及时观测病情进展，看看是否出现肝、肾功能损害，有没有心肌肥厚、心脏功能改变等，利于医生诊断病情，延缓高血压并发症的出现。

合理用药，听从医生指导

高血压患者都清楚，高血压是种慢性疾病，需要长期服药才能控制病情，但是一提到用药，各种问题可就接踵而来了。

如今，降压药物层出不穷，并且它也是治疗高血压的主要措施。各种降压药物的临床应用来自科学评估，主要为随机临床试验。通常以致死和非致死性心血管事件发生率作为终点来衡量。临床试验中，将一种降压药和安慰剂比较来了解该药物的疗效、安全性，或进行不同降压药比较，了解不同治疗方法之收益。

目前可见的降压药物种类繁多，一种药物有多种名称：商品名、通用名、化学名等，使得高血压患者购买或服用降压药物的时候很难辨认清楚。因此，服用药物以前，应当详细阅读药品说明书，确定药物属于哪一类别、通用名是什么，之后，在医生指导下合理用药。下面就来介绍一下常见的降压药物种类。

一、利尿剂

代表药物包括：氢氯噻嗪、呋塞米、螺内酯、吲哚帕胺等。

作用机制：通过抑制肾小管对钠和水的重吸收，进而达到排钠利尿的目的，使得人体钠的排出量超出摄入量，血容量和细胞外液量减少，心输出量降低，最终达到降压的目的。

药物副作用：低钾、糖耐量降低、室性期前收缩、阳痿等，此类副作用多见于大剂量使用时，使用剂量较小能够减轻副作用。亲脂类利尿剂副作用较轻。

二、钙离子抗结剂（钙通道阻滞剂）

代表药物包括：硝苯地平、司乐平、氨氯地平、尼群地平、维拉帕米、恬尔心、合贝爽、波依定等。

作用机制：抑制钙离子通过心肌和血管平滑肌细胞膜，松弛平滑肌，降低周围阻力，所以有降血压、抗心绞痛之功。新型钙结合剂有高度血管选择性，具有降压机制，同时能够扩张冠状动脉，改善侧肢循环，对脑、肾、肠系膜和肢体血管均有舒张作用。

药物副作用：头痛、头昏、面部潮红、心悸、踝部水肿、反射性心率加快，其中，短效制剂更明显些。

三、血管紧张素转换酶抑制剂（ACEI）

代表药物包括：卡托普利、依那普利、贝那普利等。

作用机制：通过抑制血管紧张素转换酶活性，降低血管紧张素Ⅱ生成（血管紧张素Ⅱ有明显升压作用），进而降低外周阻力，降压作用较强，能够改善胰岛素抵抗、逆转左心室肥厚。

药物副作用：干咳、过敏皮疹，还可能出现血管性水肿、白细胞下降。

四、α–受体阻滞剂

代表药物包括：哌唑嗪、酚妥拉明、酚苄明等。

作用机制：阻断 α_1 受体，降低外周阻力，不阻滞 α_2 受体，对心输出量、心率影响较小。

药物副作用：产生耐药性，容易引发体位性低血压、心动过速、头痛、尿频、恶心、水肿、体重增加等。

五、β–受体阻滞剂

代表药物包括：普奈洛尔、美托洛尔、阿替洛尔等。

作用机制：β 受体在人体心血管系统各部分都存在，如果兴奋 β 受体，人的心率就会加快，心肌收缩能力增强。所以，阻滞 β 受体亢进会导致血压降低。

药物副作用：心动过缓，支气管痉挛、诱发和加重哮喘，多出现在无选择性 β 受体阻滞剂上。

六、复方降压制剂

代表药物包括：北京降压 0 号。

作用机制：复方降压制剂是我国特有的降压药物，具有非常好的降压疗效，在高血压防治中起到明显作用，服用方便、价格低廉，降压效果显著。具有各组分含量低、副作用小等特点，非常受患者欢迎。北京降压0号为复方制剂，由氢氯噻嗪、氨苯喋啶、硫酸双肼屈嗪、利舍平组成，协同正作用，拮抗副作用，将利舍平、苯哒嗪组合在一起，降压作用更好，对心率的负面影响还可互相拮抗；将氢氯噻嗪和氨苯喋啶组合在一起，前者的"排钾"能够同后者的"潴钾"相抵消，降低副作用，同时提高其他药物的降压功效。降压0号配方不但方便患者坚持治疗，还能增强降压疗效、提高药物安全性。

七、血管紧张素Ⅱ受体拮抗剂

代表药物包括：氯沙坦、缬沙坦、厄贝沙坦等。

作用机制：这是新一类降压药物，有很多和ACEI相同之处，包括心力衰竭患者方面的特殊价值，虽然没有可靠证据证明它能够减少高血压患者并发心血管疾病的危险，但与ACEI相比最大的优点就是没有咳嗽的副作用。

2. 刻不容缓：高血压并发症的预防与救治

高血压等级不同，防治不同

高血压患者可根据病情进展的不同，制订合适的防治方案，不能一成不变采取最初的方案治疗，对于不同时期的高血压患者来说，可以根据病情进展的情况来制订相应的防治计划。

高血压 1 期：主要特点为，血压上升，超过血压诊断标准，但是没有心脏、脑、肾脏损害。也就是说，检查心脏无扩大，肾功能正常，没有蛋白尿、血尿和管型尿，也没有血管意外表现。眼底、心电图、X 线都正常。也就是说，此阶段的高血压患者仅仅表现为血压上升。患者的收缩压为 140～159 毫米汞柱，舒张压为 90～99 毫米汞柱。

防治方案：此类高血压患者应当每 3 个月进行一次随诊，可以先通过非药物治疗，包括控制体重、戒烟限酒、低盐饮食、降低精神压力、保持心理平衡、适宜锻炼等。如果进行半年到一年的治疗之后，效果仍然不是很好，可以进行药物治疗。

高血压 2 期：主要特点为：血压上升，超过高血压诊断标准，而且伴随以下几项中的任意一项：左心室肥厚（检查出心界向左下扩大，X 线、心电图、超声心动图能证实）；尿蛋白或血肌酐轻度上升；眼底动脉全部或局部痉挛、狭窄。此阶段患者的收缩压在 160～179 毫米汞柱，舒张压在 100～109 毫米汞柱。

治疗方案：每 2 个月进行一次随访，了解血压控制情况之后，可针对患者存在的危险因素通过非药物治疗，同时纠正不良生活方式，在进行非药物治疗 3～6 个月治疗之后效果仍然不是很好，可增加药物治疗。

高血压 3 期：主要特点为：血压持续上升，并且伴随以下几项中的任意一项：高血压脑病或脑溢血、脑梗死；心力衰竭；肾功能衰竭；眼底出血或渗出、视神经盘水肿。此阶段患者的收缩压高于 180 毫米汞柱，舒张压高于 110 毫米汞柱。

防治方案：每 1 个月进行一次随访，及早发现高血压危险，控制血压水平，加强规范降压治疗，并且按时服药，密切关注患者病情发展、药物治疗过程中可能出现的副作用，出现异常情况时及时咨询医师，了解靶器官损害预警和评鉴，之后到医院进行进一步治疗。

学会自测血压，掌握血压动态

高血压患者或健康老年人可自行购买血压计，在家中自测血压或帮助家人测血压。自测血压的方法非常简单，可根据自测血压值调整降压药剂量。但是，多数人在测量血压的时候容易忽视一些细节，使得测量结果误差较大，所以，正确的测量血压的方法非常重要。

一、血压计的购买

提到测量血压，就不得不提及血压计的购买问题，血压计共分为三种：水银柱式血压计、电子式血压计、气压式血压计，它们各自有着不同特点，那究竟应该选择哪一种才好呢？

水银柱式血压计：这种血压计应用最为广泛，该血压计的袖带宽度、长度可根据患者的实际情况而定，通常情况下，14 岁以上成年人宽度为 14，长度可绕上臂一周以上，小儿应当使用儿童专用袖带，否则，测量的血压值偏低。这种血压计准确性、可靠性高，误差小，但是较重，不易携带，而且里面的水银易漏出，导致环境污染或汞中毒。此血压计测量血压的时候需要用听诊器听管音，不易掌握。

电子式血压计：电子式血压计大都和普通血压计、电子分析控制端相连，计算机能够自动加压，同时根据情况控制加减幅度，通过测量血流动对血管壁产生的振动测量血压，分成腕式和手臂式两种。血液黏稠度较大的老人由于微循环不畅，因此，腕部、手臂血压相差较大，最好选择手臂式血压计，能够避免较大误差。此种血压计外观轻巧，携带方便，容易测量，显示清楚，心率、血压测量可一次完成。但是这种测量方法会受到周围环境、袖带滑动、摩擦等影响，相对于水银柱式血压计误差较大。

气压式血压计：此类血压计压力显示器与钟表相似，利用的是气压泵原理测量血压，国内应用较少。此类血压计携带方便，操作简单，但是误差较大，不准确，刻度字数小，视力、听力不好的患者不宜应用。并且，此类血压计易损不易修。

二、测血压前做好准备工作

测量血压的时候，室内应当保持安静，室温最好在20℃左右。并且，测量血压之前一定要放松，可以深呼吸一两次稳定情绪，之后休息半小时左右。提醒大家，测量血压以前不能喝酒、咖啡、浓茶，也不可吸烟。测血压的时候采取坐姿或卧姿都可以，肘部和前臂可放到同心脏水平的位置。

三、测量时间要正确

血压波动有昼高夜低的特点，并且，白天时血压会出现波动，上午6：00～10：00和下午4：00～8：00的时候出现血压上升的高峰值。因此，想要判断药物疗效，应当在这两个时间段内测量血压值：早晨刚睡醒的时候，此时的血压反应的是降压药作用是否可以持续至次日清晨；

服用降压药 2~6 小时后，将测量结果同最高值比较，能够反应药物最大降压效果。

四、掌握正确测量血压的方法

通常情况下，我们会选择用右臂测量血压，但是有些人两臂血压相差较大，应当同时测量后取平均值。对于半身瘫痪的高血压患者来说，应当测量健康一侧手臂。

测量血压的时候，要将袖带缠到右上臂，气囊中间处压到肱动脉，气囊下缘放到肘窝上 2.5 厘米处，袖带宽度可容纳 1~2 根指头即可，之后把听诊器放到袖带下肘窝肱动脉处。

然后，慢慢充气，压迫动脉，使得动脉血流停止，从感觉脉搏消失的时候开始继续加压，迫使水银柱上升 30 毫米汞柱。

边听脉搏，边将袖带放松，放松袖带的速率为 2~3 毫米汞柱/秒，等到压力下降到某种程度时，听诊器里面听到血流声时血压计上的数值即为收缩压。

继续将袖带里面的空气放出来，听诊器中的声音会越来越微弱，直至消失，这个时候，血压计记录的数值为舒张压。

测量血压的时候要将上肢向外伸展 45°，手掌朝上，不管是躺着还是坐着，肘窝和心脏都应当处在水平位置。通常情况下，上衣袖应当卷到手窝处，如果袖口过紧，会勒到上臂，应当脱下袖子，测量过程中要放松手指，不能攥拳。

绑袖带的时候，袖带应当和肘窝相距一横指，袖带松紧度为能伸进 1~2 根手指。肱动脉位于沿小指一直向上至肘窝的地方，从内向外慢慢挪动即可扪到动脉搏动，将听诊器放到此处。注意，听诊器应当放到袖带外面。

压力囊放气的时候，一定要缓慢，通常为 2~6 毫米汞柱/秒。通常情况下，明确听到的声音为高压，没有声音为低压，特殊情况时声音变小为低压。看数值的时候，眼睛视线应当同刻度平齐。

在血压和病情稳定的时候，每周选出一天测量血压，测量 3 次，三次的时间分别是：上午吃药前、吃药后 3~4 小时、晚上临睡前。若 1 天内测量的 3 次血压值都不在正常范围中，可继续测量 2 天，或调整用药，情况仍旧没有得到改善应当及时咨询医生。

高血压患者测量血压之前情绪一定要平稳，避免紧张、兴奋、焦虑、发怒、忧郁等不良情绪。

高血压合并高脂血症如何防治

高血压和高血脂之间有着密切的关系，血脂的升高会加重高血压病情。资料显示，很多高血压患者血压中胆固醇、甘油三酯含量比正常人高很多，同时伴随着脂质代谢紊乱，但是高密度脂蛋白、胆固醇含量较低。此外，很多高脂血症常常伴随着高血压，二者为因果关系。

高血压、高血脂均为冠心病的诱因，高血压患者如果并发高脂血症，患上冠心病的概率就会大大提升，二者并存，冠心病的发病风险比任患一项高，所以，高血压伴随高血脂的时候更要积极治疗。

高血压患者的动脉压会持续上升，进而出现全身小动脉硬化，会影响组织器官中的血液供应，进而导致严重后果，成为高血压并发症。高血压的各种并发症里面，心、脑、肾损害最为严重。

在我国，每年有 150 万以上的人死于卒中和高血压并发症，致残者高达数百万，所以，高血压为中年之后心血管病的主要诱因。从这里我们不难看出，高血压对于人体的损害是全身性的，很多并发症可能同其他疾病并存，引发的并发症不但会影响人们的生活质量，甚至会威胁人的生命安全。

因此，高血压患者应当提高对自身病情的重视程度，不能掉以轻心，积极控制血压，能够大大降低心脑血管疾病的发生率和致死率。

通常情况下，高血压会在不知不觉中发病，病情缓慢，不易察觉。并且，多数高血压患者最后死于脑卒中、冠心病等高血压并发症，使得高血压患者误认为是脑卒中、冠心病等引发死亡，而高血压本身对人体并无大碍。实际上，预防高血压并发症首先要做的就是预防高血压。

从中医的角度上说，高血压合并高脂血症主要和机体阴阳平衡失调，引发气滞血瘀、痰浊内生有关。高血压合并高血脂的患者除了应当注意日常用药之外，平时应做好饮食调养工作，多吃些具有降脂之功的食物，如新鲜果蔬、豆类食品、燕麦、黑木耳等，下面就来详细介绍一下高血压患者正确的饮食习惯：

一、主食以谷类为主

主食讲究粗细搭配，可以在粗粮里面添加玉米面、燕麦等，保持碳水化合物的功能总量在 55% 以上。

二、热量分布要均衡

高血压患者不能饥一顿饱一顿，也不能偏食、厌食，晚餐不宜太丰盛，也不宜吃夜宵。膳食的成分中应当添加足量的维生素、矿物质、植物纤维、微量元素等。

三、新鲜果蔬应多食

应当确保每人每天新鲜果蔬的摄入量在 400 克以上，同时注意增加深色、绿色蔬菜摄入的比例。

四、增加豆类食品摄入量

多吃豆制品，不但能够降脂，还能够提高蛋白质的利用率。每天干豆的摄入量应当在 30 克以上。

五、燕麦应多食

燕麦中含有降脂、控糖成分，它的保健功效非常理想。研究发现，燕麦具有调节血脂的功能，并且能够控制血糖、减肥、通便。老年人服用燕麦粥的时候应当多添加些水，不但能够降血脂，还能够补钙，可谓是一举两得。

六、黑木耳

黑木耳能够调节血脂黏稠度，还能够抗血小板凝集，降低血黏度。研究发现，每天吃 5～10 克黑木耳，连续吃 50～100 天，血液的黏度就会降低，所以，吃黑木耳的人不易患脑血栓、心肌梗死。

七、以植物油为主

膳食成分应当降低饱和脂肪酸摄入量，增加高不饱和脂肪酸的摄入量，饱和脂肪酸的产热量不能超过总热量的 10%，单元不饱和脂肪酸占总热量的 7%～10%。增加多元不饱和脂肪酸比值。膳食中每天胆固醇的摄入量不能超过 300 毫克。

八、清淡饮食

平时尽量少吃油腻、煎炸、腌制食品，烹调的过程中最好用植物油代替动物油脂。那么高血压合并高血脂的患者的日常生活都有哪些宜忌呢？

1. 运动。适度高血压合并高血脂的患者如果进行适量运动，不但能够有效增加身体热度，还能够增加体内内源性热原质，加快体内脂肪、糖类、蛋白质分解，利于血脂分解，还能够将血管壁上的沉积物清除，进而预防高血压、高脂血症，延缓脏器衰老。因此，高血压合并高血脂的患者要坚持锻炼身体，但是要注意运动的强度，尤其是老年人，应当以散步、打太极拳为主。

2. 戒烟限酒。烟酒能够促进高血压、高血脂，因此，患者应当戒烟限酒。

3. 控制盐的摄入量。有学者发现，高血压和盐敏感相关，部分盐敏感的人有钠泵基因突变，而这种突变有遗传性，这就是为什么有些人摄盐过多会出现高血压，而有些人摄入盐过量却不会发病。非食盐敏感性高血压患者过度减盐会影响糖、脂肪代谢，而对食盐敏感的高血压患者必须减盐，日常摄盐量应当在5克以下，对上述患者均不会有太大影响。

4. 考虑脂质代谢的影响。服用降压药的过程中，一定要考虑脂质代谢影响。研究发现，高血压合并高血脂的患者，适宜药物为乌拉地尔、哌唑嗪等 α 受体阻滞剂，它们既能够降压，也利于脂质代谢。但是有些降压药物会对脂质代谢产生不良影响，进而促进动脉硬化，如利尿降压药，β 受体阻滞剂均有这种副作用。

5. 药物的配伍。服用降压药一段时间之后，如果高血脂症状并未好转，并且存在冠心病危险因素的时候，要在医生指导下与高血脂药物配合使用。

高血压合并脑卒中如何防治

研究发现，高血压患者比普通人患脑卒中的风险大 3～6 倍；收缩压从 120 毫米汞柱上升到 140 毫米汞柱，脑卒中的发生率会提高 3 倍；单纯性收缩压从 140 毫米汞柱上升至 159 毫米汞柱，脑卒中的发生率会上升 40% 。

如果血压升得很高，并且长时间不受控制，会引发脑功能动脉硬化、管腔变窄或闭塞，进而引发卒中，因此，高血压为引发脑梗死的重要因素。并且，高血压可能会引起脑部血管薄弱处形成微动脉瘤破裂出血，因此，高血压为脑出血的主要诱因。

那么高血压患者应当如何预防脑卒中的发生呢？

1. 稳定血压。血压过高或过低都可能引发脑卒中，高血压患者应当在医师指导下服降压药，因此，应当避免服用大剂量降压药短时间内大幅度降压，通常情况下，2~3个月内将血压降至理想水平为宜。

2. 稳定血脂。高血压合并高血脂的患者出现脑卒中的概率更大些，因此，降压的过程中还要注意稳定血脂水平。

3. 预防血凝。血小板凝集为出现脑卒中的病理因素，高血压患者可通过服用抗凝药物预防血栓。常用药物为小剂量阿司匹林。

4. 规律生活。日常生活中应当保持乐观、积极的心态，懂得调节自己的心情，避免过度紧张、疲劳、情绪波动大，平时合理安排自己的作息时间，尽量避免熬夜，以保证充足的睡眠。平时多锻炼身体，每天的运动量保持在半小时左右，量力而行，遵循循序渐进的原则，没事可以散散步、扭扭秧歌、做做保健操等。

5. 控制糖尿病。糖尿病患者由于代谢紊乱，很容易出现高血压，而此类患者的血管也非常容易受损，进而引发卒中。积极、有效控制糖尿病对于脑卒中的预防来说非常重要。

6. 心理调节。此类患者平时应当保持豁达的胸襟和开朗的心态，懂得进行自我排解。平时可为自己增加些文娱活动，如书法、绘画等，对于身心健康都是有好处的。

7. 多喝水。平时应当养成多喝水的好习惯，尤其在睡前、晨起之时，喝上适量的温开水更是有益身心健康。

8. 畅通大便。便秘会加重腹压，进而引发血压上升，排便的过程中如果用力过度可能会诱发脑卒中，因此，患者一定要注意自己的膳食，适当增加高纤维食物的摄入，以免发生便秘。

9. 提高警惕。绝大多数脑卒中患者发病以前都会有先兆症状，主要包括：突然剧烈头痛、头昏目眩；四肢无力或麻木、吐字不清；突然精神恍惚，晕厥；情绪突变，暴躁或淡漠；常常打呵欠、嗜睡；经常呕吐或呃逆等。

那么，高血压患者平时应当如何规范自己的饮食习惯才能更好地避免高血压合并脑卒中的发生呢？

一、摄入高钾食物

研究发现，每天进食大量新鲜果蔬的人出现脑卒中的概率更小，说明富含钾的果蔬有预防卒中之功。这是因为，高钾食物能够调整细胞内钾、钠比例，降低体内钠水潴留、血容量，还能够降血压、预防脑卒中。

二、摄入富含类黄酮、番茄红素的食物

研究表明，导致动脉粥样硬化的主要诱因为坏胆固醇，降低低密度脂蛋白同时抑制其硬化能够预防动脉粥样硬化。类黄酮和番茄红素能够捕捉氧自由基，进而避免低密度脂蛋白氧化，并能够很好地预防血管狭窄、血凝块堵塞脑血管。日常应当增加富含类黄酮、番茄红素的食物的摄入量，此类食物主要包括胡萝卜、南瓜、西红柿、辣椒、草莓等。

三、饮食多样化

患者的日常饮食应当遵循多样化的原则，均衡摄入五谷根茎类、鱼肉蛋类、奶及奶制品、果蔬、豆类、油脂类等，只有这样才可以获得充足的营养素。

四、增加优质蛋白质的摄入

研究发现，平时多吃富含硫氨酸、赖氨酸、葡氨酸、牛磺酸的食物，不但能够维持正常血管弹性，还能够改善脑血流，促进钠盐排泄，有助于预防脑卒中。

五、增加膳食纤维的摄入

膳食纤维为人体血管、肠道的清道夫，增加富含膳食纤维的食物的摄入，如各种果蔬、糙米、全谷、豆类等，不但能够帮助身体排便，还能够预防便秘、稳定血糖、降胆固醇。

六、注意控制体重

出现卒中的患者通常由于行动不便而大大降低活动量，因此，每天的耗能量也会相应降低，所以，一定要限制热量的摄入，以免发生肥胖。

七、注意戒烟限酒

虽然适量饮酒对于血液循环有益，但是过量饮酒会导致热量摄入过多，进而影响患者的正常饮食，使得营养摄入不均衡。香烟里面的有害物质种类很多，这些有害物质容易导致微血管收缩，还会阻碍血液循环，进而增加卒中的发病率。

八、不能过量摄入甜食

甜食吃得太多，会在体内转化为脂肪，进而诱发动脉硬化。所以，高血压患者一定要避免食用过甜食品。

九、不能吃得太咸或调味过重

平时尽量避免食用腌渍食品和腊味食品、蜜饯等，烹调的过程中也应当减少调味料的使用。因为太咸或调味过重的食物钠含量过高，容易加重脑卒中。

十、不能摄入大量兴奋神经的食物

平时少喝肉汤、鸡汤能够保护心脑血管系统和神经系统；少喝咖啡，因为咖啡中富含咖啡因，具有兴奋作用；此外，酒、浓茶、刺激性调味品都应当忌食。

高血压合并肾功能衰竭如何防治

　　器官衰竭为高血压患者晚期病变恶化之后的并发症，最初会表现为单一器官受损，慢慢地可能会增加到两个，甚至两个以上的器官受损。而众多器官受损之中，肾功能衰竭是最常见的。

　　肾脏为血压调节的重要器官，也是高血压损害的主要靶器官之一。一旦高血压对肾脏产生损害，还可能会因为肾脏对体液平衡的调节和血管活性物质等代谢障碍，增加高血压的严重程度。不管哪种病因导致的肾脏损害，控制高血压对于肾脏病变的防治都是非常有益的。

　　肾脏为人体重要的排泄器官，和高血压之间关系密切，高血压早期时，肾脏病变表现为饮水过多的时候容易出现水肿或饮食过咸后血压上升，而后，肾小管浓缩稀释功能会慢慢降低，导致尿液增多，尿液中微量白蛋白的排泄量上升。治疗不及时，就会出现轻度到中度肾内小动脉硬化、萎缩、纤维化、肾功能衰退，血肌酐会上升等，并且，血液中尿素氮和血尿酸的量会增加。

　　血压不断上升、肾动脉的硬化程度越来越高，进而影响到肾小管的排泄、吸收，使得体内产生或代谢出的有毒物质不能及时排出体外，导致有毒物质在体内堆积，这就是尿毒症。尿毒症为慢性肾功能不全发展至严重阶段的结果，主要表现为代谢产物潴留，水、电解质、酸碱平衡失调，以及全身系统症状。

　　高血压患者如果已经达到了尿毒症阶段，血压就很难控制在理想水平了，而且还要忍受血液透析、腹膜透析的痛苦，甚至还要通过肾脏移植手术来延续生命。

高血压患者应当经常观察自己的肢体是否出现浮肿，夜尿有没有增多，因为上述症状很可能预示着肾功能的损伤，如果出现上述症状，一定要及时就诊。

那么为了预防高血压合并防肾功能衰竭都应当采取哪些措施呢？

一、尽量避免服用对肾功能有影响的药物

很多药物、毒物对肾脏均有损害作用。就拿高血压患者来说，如果已经出现了肾功能异常，应当停用利福平，避免大剂量服用解热镇痛剂、阿霉素、氯尿嘧啶等。

二、预防感染

高血压患者应当时刻预防感染的发生，一旦出现感染，应当立即使用抗生素，但是禁止使用庆大霉素、卡那霉素等，以免加重肾功能恶化。

三、控制好血压、血糖高

血压会加重肾功能恶化，所以要严格控制血压，通常情况下，血压应当维持在 130/80 毫米汞柱以下，若血糖过高，应当及时应用胰岛素，以降低肾功能衰退的速度。

四、早发现、早检查

高血压患者夜尿多，出现蛋白尿或短暂性血尿，应当及时检查肾功能，检测 24 小时尿蛋白量。那么此类患者在饮食的过程中应当注意哪些问题呢？

1. 增加优质蛋白质的摄入。肾功能衰竭的患者应当控制蛋白质摄入量，以减轻肾脏负担，但并不意味着过少摄入蛋白质，因为蛋白质摄入得太少会消耗肌肉和内脏组织，因此，一定要摄入优质蛋白质。植物性蛋白质的利用率较低，代谢之后产生大量含氮废物，因此不能任意食用。而动物性蛋白质为优质蛋白质，利用率较高，可适量食用。

2. 适量增加热量。适当的食物的摄入，如植物性油脂、蛋白粉等。因为限制蛋白质的情况下，米饭类的摄入量受到了限制，易导致热量不足，体内蛋白质被消耗，尿素量增加等，身体会慢慢消瘦，身体的抗病能力也会下降。

3. 补充维生素、微量元素。慢性肾衰竭的患者要补充适量维生素 B_1、维生素 B_2、维生素 B_6、维生素 C、活性维生素 D、叶酸、铁等。

4. 维持钙平衡。钙不足的时候，应当增加牛奶的摄入量，也可以补充适量的钙或维生素 D，能够降低继发性副甲状腺功能亢进症的发生率。

5. 控制水分的摄入。肾脏衰竭，并且排尿量降低的时候，水分会蓄积体内，进而增加心血管负荷，引发全身水肿、体重上升、咳嗽、呼吸加速等，并发高血压、心力衰竭、心包膜炎。并且，会由于透析中过度脱水而出现头痛、恶心、呕吐、肌肉痉挛等症。因此，应当避免大量饮水，可适当漱漱口、嚼口香糖，以缓解口渴之感。

6. 控制钾离子的摄入。钾离子广泛存在与肉类、深绿色果蔬、干豆之中，肾功能衰竭的时候，肾小管再吸收功能、肾脏清除率会降低，进而引发血钾蓄积。血钾过高会引发严重心脏传导、收缩异常，引发心搏无力，甚至死亡。肾功能衰竭的时候，要避免食用钾离子含量过高的果蔬，尽量不要吃生的蔬菜。烹调的过程中，蔬菜最好用开水烫一下，之后过滤其中的汤汁，再用油翻炒，以降低钾的摄入量。

7. 控制钠离子的摄入。盐、酱油、番茄酱等调味品中都含有大量钠元素，腌制食品、罐头中含钠量也很高，钠本身能够调节水分平衡和肌肉活动，肾功能不全的时候不能将体内多余的钠离子排出体外，进而引发高血压、水肿、腹水、肺积水等，加重心脏负担，久而久之，导致心力衰竭。所以，日常生活中避免上述食物的摄入，尽量以天然食品为主，烹调的过程中可适当添加葱、姜、蒜、辣椒、五香、肉桂等调味品，在增加食物口感的同时能够避免高钠。

8. 控制磷离子的摄入。磷的主要功能为强化骨骼，几乎每种食物中都含有磷，肾衰竭患者会因为肾脏而不能正常工作，将多余的磷堆积在血液里面，引发高血磷，会导致皮肤瘙痒、骨骼病变。所以，患者应当慎食高磷食物，食物在进行烹调以前可以先放到开水中烫一下，能够去掉部分磷元素。

高血压合并肥胖症如何防治

肥胖和高血压之间有着密切的关系，通常情况下，肥胖患者容易出现高血压。儿童时就患上肥胖症，很容易出现血压波动。而 20～30 岁的肥胖患者，高血压的发生率比同龄正常体重者高一倍；40～50 岁的肥胖患者，高血压的发生率比普通人高 50%。

调查发现，身体的超重程度和高血压之间也有关系，体重越重，高血压的发生率就越大，中度肥胖患者高血压的发生率为身体超重者的 5 倍，为轻度肥胖患者的 2 倍。那么肥胖患者到底为什么诱发高血压呢？下面就来详细介绍一下这其中的原因。

1. 肥胖患者血液总量上升，心脏血液的输出量大，每分钟排到血管中的血液量增多，这是肥胖患者出现合并高血压的主要诱因。

2. 肥胖患者血液里面的胰岛素和普通人相当，但是肥胖者大都有多食习惯，而多食会刺激胰岛素的分泌，引发高胰岛素血症，进而刺激交感神经功能，引发血管收缩，进而增大血管外周阻力，引发血压上升。高胰岛素血症还会导致肾脏增加钠的回吸收，提升血容量，引发血压上升。

3. 还要提醒患者注意，和正常体重的高血压患者相比，肥胖型高血压患者很容易合并脂质异常、糖尿病，再加上肥胖者体力活动比较少，因此容易出现动脉硬化。变硬的血管难以随血液排入而扩张，使得血压进一步上升。

但是，高血压合并肥胖的患者通过减肥之后，高血压症状能够得到明显减轻，甚至完全恢复正常。不但如此，减肥还能够改善糖尿病、血脂异常等，同时增强患者体质，因此能够大大降低心血管疾病发生的风险。若通过减肥之后，血压仍旧不能降至正常水平，应当服用降压药来控制血压。

高血压合并肥胖的患者应当遵循少食多餐的饮食原则，吃饭的时候细嚼慢咽，每次吃饭的时间不能少于 20 分钟；平时可增加适量杂粮、粗粮的摄入，利于身体健康；多吃些新鲜果蔬、高纤维食物；烹调过程中以清淡为宜，烹调的方法以蒸、煮、拌为主，尽量避免食用油炸、腌制之品。

为了减轻体重，高血压合并肥胖的患者应当控制热量的摄入，同时增加运动量，尽量不要吃高脂肪、高胆固醇、高糖食物；注意减少零食热量，比如花生、瓜子、干果等；减少快餐食品的摄入，如薯条、炸鸡、奶油等；戒烟限酒。

此类患者平时可增加大白菜、茄子、番茄、豆芽、芹菜、竹笋、牛奶、豆浆、鱼、虾、蒜苗、冬瓜、大豆及豆制品、海带、木耳、香菇、山楂、燕麦片、苹果、柚子等的摄入。

为了防止超重，首先应当从控制饮食、增加体育锻炼方面入手，尤其应当控制脂肪摄入量。此外，坚持锻炼是非常必要的，不能因为时间紧迫而终止锻炼。将合理膳食、运动锻炼结合在一起，才能更好控制体重、血压。

高血压合并冠心病如何防治

合并高血压的冠心病患者应当懂得如何控制血压。首先，应当了解冠状动脉供应特点。冠状动脉系统里的大部分分支行走在心肌中，心肌收缩会使得心脏壁内和心腔内压力增大，挤压冠脉分支，加大血流阻力，使得冠状血流迅速下降，甚至有些血流由于受到压力而向外膜血管中倒流。

血压水平与冠心病死亡率呈现出直线相关，血压下降能够降低心血管事件发生率，长期患高血压如果得不到救治，会有一半以上的病人死于冠心病。

冠心病也叫缺血性心脏病，简称为冠状动脉粥样硬化性心脏病，高血压为冠心病主要发生因素之一，其主要诱因为高血压通过影响内皮和平滑肌细胞内膜通透性，进而引发动脉壁改变。

内皮细胞功能出现障碍，内膜表面不平滑，大量血小板和单核细胞聚集到内膜上，黏附的血小板和单核细胞会释放生长因子，同其他生长因子一起会引发平滑肌细胞从中层迅速游离到内膜，通过结石让结缔组织增生，进而引发管壁增厚、管腔狭窄，进而引发心绞痛、心肌梗死。

想要预防高血压合并冠心病应当合理调整饮食，限制饮食里面的胆固醇、饱和脂肪酸摄入量，增加不饱和脂肪酸的摄入量，并且要及时补充维生素 C、维生素 B、维生素 E 的摄入量，以预防动脉粥样硬化。

平时应当进行适当的体育锻炼，能够在一定程度降血脂、降血压、减轻体重，改善冠心病患者的血液循环。从事适当的体力活动、坚持锻炼者要比久坐者冠心病的发病率低。

提醒高血压患者，清晨为心血管事件的高发时间，这是由于清晨人体交感神经兴奋较高，交感神经兴奋的时候会导致小血管收缩，引发血压上升，甚至引起心肌缺血。并且，此时人体中的血液黏稠度较高，易形成血栓、并发症。

及早发现、治疗高血脂和高血压、糖尿病等同冠心病的相关疾病，尽量消除、控制这些危险因素，对于冠心病的预防非常重要。

吸烟很容易诱发冠心病，调查发现，在 35～54 岁死于冠心病的人里面，吸烟者高于不吸烟者四五倍，戒烟之后，心肌梗死、冠心病的死亡率明显降低，并且，戒烟时间越长，效果越好，由此可见，吸烟量与冠心病的发病关系密切。

冠心病患者都应坚持哪些好的饮食习惯呢？

一、饮食七八分饱即可

美国科学家做了一个实验：将 200 只猴子分成两组，每组各 100 只，一组猴子随意吃饭；而另外一组饮食定量供应，每次只让它们吃七八分饱。

连续如此，10 年之后，任意吃饭的猴子肥胖多，胆囊炎多，死亡近半；而饮食七八分饱的猴子大都身材苗条，体型适中，多数长寿。此项研究表明，过量饮食不但会导致身体热量、脂肪、葡萄糖摄入过量，进而引发肥胖，也容易使不饱和脂肪酸摄入增多，加重动脉硬化危险。此外，过量饮食之后，血液会集中在胃部，加重心脏负担，进而诱发冠心病患者心绞痛。

二、增加膳食纤维摄入量

通常情况下，健康人每天膳食纤维的摄入量应当维持在 10 克左右，即相当于 400 克蔬菜，或 100 克水果膳食纤维的量。蔬菜、水果中富含大量膳食纤维，如四季豆、菠菜、芹菜、红薯、芋头等。膳食纤维不但有助于减肥，还能够预防结肠癌、乳腺癌、胃癌等，便秘等患者增加膳食纤维的摄入量有通便之功。并且，蔬菜中营养丰富，尤其是红黄蔬菜，富含类胡萝卜素，进入人体后能自行转化成维生素 A，有明目、抗癌等功效。

三、多吃黑木耳

1983 年，美国的一位心脏病专家发现一位华裔患者血凝时间延长，血黏度降低。通过一段时间的了解，得知这位患者常常到"中国城"里吃"木须肉"。通过反复研究之后，确定血凝时间延长、血黏度降低为木须肉里面的黑木耳所致。

1985 年，北京心肺血管医疗研究中心动物实验和临床观察证明，每天吃 10 克左右黑木耳能够明显抗血小板聚集、凝集、降低胆固醇之功，其抗血小板凝集之功同小剂量阿司匹林相当。

四、肉类食物摄入有原则

自古以来，中国人都以蔬菜和粮食为主，但是随着中国人生活水平的提高，对肉类的选择范围逐渐扩大。可有些人虽然明知身患高血压、冠心病、高血脂、肥胖等症，却仍然忍不住吃肥肉，因为肥肉味香，能解馋。其实，肉类中坏胆固醇含量很高，大量摄入容易增加血液中胆固醇的含量，所以，要严格控制肉类食物的摄入。

还有的人，听说肉类食物中胆固醇含量高而改吃素食，这种做法也是有偏颇的。肉类食物中优质蛋白质含量丰富，富含脂溶性维生素和矿物质，能够为人体正常生存、活动提供充足能量。所以，人体每天应当摄入足量蛋白质，每日瘦肉的摄入量更应当保持在 100 克左右。

牛肉、猪肉中饱和脂肪酸含量较高，食用此类肉时最好选择较瘦的部分，鸡肉要去皮烹饪，肉馅应当选择上好的瘦肉。动物内脏，包括肝脏、肚、肠、腰子等富含胆固醇的肉类，都应避免食用。此外，火腿、腊肠、午餐肉、肉罐头等胆固醇含量也非常高，应慎食。

煮和蒸都是非常好的烹饪方法，能够让脂肪充分流入水中，煮肉的过程中可以将漂浮的油脂撇出，以减少脂肪的摄入。

五、限制食盐的摄入

食盐虽然不会直接引发冠心病，但是食盐却和高血压、心功能不全等有密切的关系。长久以来，食盐里面的钠元素一直被认为是高血压的重要诱因之一，并且认为过量摄入食盐会加重高血压。所以，高血压患者应当严格控制食盐的摄入。高血压患者将每天食盐的摄入量控制在6克以内，即使没有患上高血压的健康人也应当限制食盐的摄入，不能想怎么吃就怎么吃。

此外，食盐里面的钠离子对于心功能不全患者来说有诸多不良影响，甚至会加重患者心功能衰竭。每天摄入的6克食盐也包含着调味品中的盐量。

高血压合并心力衰竭如何防治

心力衰竭就是指心脏各个机构或功能出现病变，使得心室充盈和（或）射血功能受损，进而引发的复杂的临床综合征。

随着社会进入老龄化，越来越多的老年人出现了心力衰竭，而此病也成为老年人患病、死亡的重要诱因之一。导致心力衰竭的因素很多，而血压上升为心力衰竭的重要诱因。血压长期偏高，尤其是收缩期高血压合并冠心病患者，很容易出现心力衰竭。

从中医的角度上将，治疗高血压心力衰竭应当从补心、健脾、补肾入手，不但能够充足心气，还能够改善心脏功能。

中医认为，心病及肺，若肺出现病变，则不能通调水道下输至膀胱；而脾主水谷之运化，肾主水液、司二便，脾肺肾脏亏虚，水液代谢就会紊乱，水饮泛溢于外，或停聚体内，或上凌心肺而下肢水肿、胃肠道瘀血、腹水、肺瘀血、肺水肿等，所以，治疗心力衰竭之水饮痰浊，要分清脏腑。利水能够减轻心脏前负荷，进而改善心功能。但是气虚时间过久会损阴，若长期大量使用渗湿利水之品，会耗液伤阴，导致气阴两虚，或阴阳两虚，甚至阴竭阳脱。

不管是气虚、阳虚，还是水湿痰浊，都可能导致血脉瘀阻、血行不畅，所以，血瘀经常会贯穿整个疾病历程，在治疗的过程中常常会在益气温阳的同时加活血化瘀之品，这样就能够扩张血管、改善微循环、降低心脏后负荷。

那么哪些饮食习惯能够对高血压合并心力衰竭的防治有益呢?

一、钾的摄入要平衡

钾的摄入量平衡与否为充血性心力衰竭中最常见的电解质紊乱之一。临床上，常见缺钾引发的严重心律失常、肠麻痹、呼吸麻痹等，而且容易诱发洋地黄中毒，引发严重后果。因此，长期服用利尿剂的患者要增加含钾量高的食物的摄入，如橘子、香蕉、红枣等。必要的时候也可以服用药物钾，或者服用含钾较高的利尿中草药，如金钱草、鱼腥草、茯苓等。

还要注意，如果排泄钾的量低于摄入钾的量，会引发严重高钾血症，多出现在严重心力衰竭、伴随着肾功能减损、应用保钾利尿剂不慎的患者身上。轻度患者可控制钾和钠的摄入量，同时停用保钾利尿剂。中度或重度高钾血症应当及时应用药物。

二、补充维生素

充血性心力衰竭患者进行低钠饮食的时候会觉得食之无味，再加上胃纳较差，因此，应当增加富含维生素的食物的摄入，必要的时候，可口服维生素 B、维生素 C 等。维生素的缺乏对于心脏健康不利，如缺乏维生素 B_1 容易导致脚气性心脏病，还可能诱发高排量型充血性心衰竭。

三、吃容易消化的食物

心脏病患者的血液循环功能较差，出现胃肠道水中、瘀血，进而影响食物的消化吸收过程。所以，摄入的食物应当容易被消化，最开始可食用流体食物、半流体食物，逐渐恢复正常饮食。

四、钠盐的摄入要适宜

钠盐的摄入量增加很可能会加重原本出现的心力衰竭症状。为了预防、减轻相关症状，可以根据病情选择无盐、低钠、低盐饮食。其中，无盐饮食就是指烹调的过程中不添加食盐和酱油，全天饮食之中含钠量低于 70 毫克。低盐就是指烹调的过程中，食盐的用量不超过 2 克/天。低钠就是指除了烹调的时候不添加食盐和酱油外，全天摄入食物的含钠量应当低于 500 毫克。

五、电解质摄入应平衡

钙和心肌收缩之间关系密切，低钙能够减弱心肌收缩，高钙会引发期外收缩和室性异位收缩，因此，保持钙平衡对于在心力衰竭的治疗过程中非常重要。增加镁元素的摄入对于此病的治疗有益，因为镁元素能够解除心脏中的毒性物质，以维持心脏正常的工作节律。出现充血性心力衰竭的过程中，可能会由于镁元素的摄入量不足或服用利尿剂药物，使得镁元素的排出量过高或吸收不足，引发镁元素浓度下降，不及时纠正，会加重心力衰竭，进而诱发洋地黄中毒。

六、宜摄入多糖碳水化合物

此类患者多糖碳水化合物每日的摄入量应当保持在 300～350 克/

天，容易消化，在胃中停留的时间较短，胃排空快，能够减少心脏受胃膨胀的压迫。最好选择富含淀粉和多糖的食物，防止摄入过量蔗糖、甜点等，以免出现胀气、肥胖、甘油三酯上升等。

七、饮食有度

心脏病患者的饮食要有度，每天总热能应当分成四五次摄入，以降低少餐后胃肠过度充血，以免增加心脏负担。晚餐要清淡，并且晚餐时间宜早，晚餐过后就不要再吃任何食物了。

八、脂肪摄入不能过多

过量摄入脂肪会抑制胃酸分泌，影响胃肠消化功能，还可能会包绕心脏、压迫心肌，或腹部脂肪过多引发横膈上升，压迫心脏，出现闷胀不适。此外，脂肪产热量高，不利于消化，容易增加胃部不适。因此，肥胖患者要控制好膳食中脂肪的摄入量，每天不超过 60 克。

九、热能、蛋白质摄入量不能过多

通常情况下，蛋白质的摄入量是不用严格限制的，每天每千克体重1 克，每天 50～70 克，但是，蛋白质有着特殊动力学作用，很可能会增加机体代谢率、心脏额外能量需求，因此，严重心力衰竭的时候，蛋白质的摄入量也是要进行限制的，每天每千克体重 0.8 克。并且，肥胖对于循环、呼吸都是不利的，尤其是出现心力衰竭的时候，可能为更加严重的诱因。肥胖还会增加心脏本身的负担，所以，患者的体重应当维持在正常水平或略低于正常水平，应当选择低热能食物。

十、水的摄入量不能过多

有学者认为，普通患者每日液体的摄入量保持在 1 000～1 500 毫升，可根据病情和个体习惯而定，若心力衰竭较严重，特别是伴随肾功能衰竭的患者，排水能力降低，可能会诱发稀释性低钠血症，为顽固性心力衰竭的诱因。应当在采取低钠饮食的过程中控制水分摄入。一旦出现上述状况，可以将液体摄入量限制在 500~1 000 毫升，同时采取药物治疗。

高血压合并糖尿病如何防治

临床上很多高血压患者伴随着糖尿病，二者被称作同源性疾病。糖尿病、高血压两种疾病在病因、影响、危害上有一定的共通性，所以经常合并发作。

高血压为糖尿病心血管、微血管并发症的重要危险因素，收缩压每下降 10 毫米汞柱，与糖尿病相关的任何并发症的发生率，甚至死亡率都会下降 10% 以上，降压治疗能够将糖尿病心血管病的发生率降至 74%。

在糖尿病患者里面，一半以上的 II 型糖尿病患者合并高血压，所以，和非糖尿病患者比起来，糖尿病患者出现高血压的可能性要比非糖尿病患者高。

高血压合并糖尿病患者出现终末期盛衰的风险比普通患者高五六倍，从这里我们也能看出，糖尿病、高血压的并存提高了心、脑、肾、靶器官发生的风险，并且常常伴随着其他心血管疾病，如白蛋白尿、血脂紊乱、高凝状态等。

调查结果显示，糖尿病患者中若合并高血压，那么患左心室肥大、微量白蛋白尿、心肌梗死、心血管疾病的概率就会增大一倍。

那么高血压合并糖尿病的患者应当如何用药呢？

糖尿病患者的血压如果已经达到 130/80 毫米汞柱，应当采用非药物治疗，如戒烟限酒、适量运动、限盐、调节饮食结构等，如果持续 3

个月的非药物治疗后，血压仍然没有降到 130/85 毫米汞柱，应当服用适量降压药物，通常情况下，可选择血管紧张素转化酶抑制剂、血管紧张素 Ⅱ 受体抗结剂、α_1 受体阻滞剂、利尿药、β 受体阻滞药等。并且，此类患者还应坚持适宜的饮食习惯，下面就来详细地介绍一下：

一、了解食物特性

首先，患者应当掌握各种食物所含的主要营养成分，特别是含糖量。并且，还要明确哪些食物自己不能吃，哪些食物要少吃，哪些食物可以适量多吃些等，还应当懂得营养价值相同的食物之间的交换方法。

二、控制总热量的摄入

患者应当严格控制总热量的摄入，每天摄入的每种食物都应当进行热卡的计算。

三、控制主食的摄入量

通常情况下，休息的患者每天主食的摄入量应当保持在 250～300 克；轻体力劳动者每天主食的摄入量应当保持在 350～400 克；重体力劳动者每天主食的摄入量应当保持在 450～550 克。碳水化合物含量较高的食物包括土豆、山药、粉条等，如果食用上述食物可相应减少主食的摄入量。主食可轮换食用或混合食用，能够提高营养价值。

四、粗细粮的搭配

主食定量之后，应当尽量多吃粗粮、豆类、蔬菜，这些食物中富含粗纤维、维生素、无机盐，能够有效预防血糖吸收过快，还可降低胆固醇，预防动脉硬化、便秘等。

五、不宜过量饮酒

酒中富含酒精，不含其他营养素，只能为身体提供热能，每克酒精的产热量高达 29 千焦，长期饮酒，对肝脏的危害是非常大的，容易引发血清甘油三酯上升，少量服用磺脲类降糖药的患者，饮酒之后可能会出现心慌、气短、面颊红燥等，因此，糖尿病患者最好不要饮酒。

高血压合并糖尿病的患者如果正在进行体育活动，应当注意，进行体育活动的过程中如果同时服用降糖药物或注射胰岛素，那么运动之前应当摄入一定量的碳水化合物。通常情况下，进行体育活动的过程中需要减少胰岛素的注射量，同时补充足够的碳水化合物，防止出现血糖浓度过低。

六、不宜大量吃水果

水果容易消化、吸收，并且富含果糖、葡萄糖，因此食用水果后血糖会迅速上升，不利于患者病情的缓和。患者可以根据血糖、尿糖来控制病情，灵活掌握水果的食用量、食用种类等。

七、不宜使用过量甜食

高糖食物容易被机体吸收，因此会诱发血糖上升，进而增加胰岛素负担，加重病情。所以，此类患者不能食糖、果糖、蜂蜜、甜食，也最好不要喝含糖饮料。

高血压合并高尿酸血症如何防治

高血压患者容易患高尿酸血症的诱因虽然到目前为止尚不明确，但是可能的因素如下：高血压引发血管病变，会导致组织缺氧，使得患者体内乳酸生成增多，乳酸会抑制尿酸自肾脏排出，进而引发血液尿酸量上升；利尿药一直为抗血压的首选药物，但部分高血压患者服用噻嗪类利尿剂降压时间过久后，血容量会下降，使得尿酸在肾脏中大量重吸收，进而增加尿酸含量。尿酸患者虽然不一定会出现明显临床症状，但血尿酸长期处在高水平，患者容易痛风。

研究发现，高血压合并高尿酸血症的时候，患者容易出现肾功能不全、冠心病、脑梗死等症，那么高血压合并高尿酸血症的患者应当怎样控制病情呢？

（1）高血压和高尿酸都会对肾脏产生损害，所以，高血压合并高尿酸血症的患者应当在选择降压药的过程中应用一些能够保护肾脏的药物。此类降压药包括血管紧张素转换酶抑制剂、血管紧张素Ⅱ受体拮抗剂等。有报道称，氯沙坦（属于血管紧张素Ⅱ受体拮抗剂）是目前唯一一种既可以降血压，又可以降低血尿酸水平的药，而且此药物降压持续的时间长，对心、脑、肾等脏器都有很好的保护之功。所以，氯沙坦为高血压合并高尿酸血症患者首选降压药物。

（2）高血压合并高尿酸患者能够在医生指导之下服用促尿酸排泄药物。若患者合并痛风，还要针对痛风进行治疗。现在，常用促尿酸排泄药物包括丙磺舒、磺吡酮。但是要注意，尿路结石患者和每日尿酸排出量超过600毫克的患者不宜服用此类药物。并且，患者在服药期间应当多喝水，同时服用碳酸氢钠等碱性药物，防止尿酸盐沉积到尿道之中，形成结石。

（3）高血压合并高尿酸血症的患者最好不要服用噻嗪类利尿剂、水杨酸类药物治疗疾病。常见噻嗪类利尿药包括：双氢克尿噻、氯噻嗪等；常见水杨酸类药物包括阿司匹林、赖氨酸阿司匹林等。

介绍完此类患者的药物治疗方法，再来为大家介绍一下这类患者的饮食宜忌有哪些：

1. 蛋白质摄入要适量。标准体重蛋白质摄入量为0.8～1.0克，全天蛋白质摄入量为40～65克，应当以植物蛋白为主；动物蛋白可适量摄入无核蛋白的蛋白质，如牛奶、鸡蛋。但是要注意，无论摄入哪种蛋白质，都应当控制在允许范围内。

2. 碳水化合物摄入要适量。热量主要来源应当是植物性食物，如面粉、米等，但是不能过量，因为过量的碳水化合物会增加尿酸的排出、生成。

3. 均衡饮食。慢性痛风或缓解期痛风的患者应当均衡饮食，可适当放宽嘌呤摄入限制，自由选择嘌呤含量较少的食物，注意，每日嘌呤的摄入量应当低于75毫克。平时注意控制体重，避免过度饥饿、饱食，平时多喝水，少吃食盐、酱油。

4. 增加水分的摄入。平时多吃些水分含量充足的水果、食品，每天液体的摄入量应当维持在 2 000～3 000 毫升，这样就能够保证排尿量，促进尿酸排出，肾功能不全者应适量饮水。

5. 控制脂肪摄入。此类患者每日脂肪的摄入量应当保持在 50 克左右，能够促进尿酸正常排泄。限制总热量的过程中，患者体重会发生变化，但是要注意，短时间减肥是不可取的，因为热量突然大量减少，容易诱发酮血症。酮体、尿酸争着排出体外，尿酸的排出量就会降低，容易促进痛风急性发作。因此，日常应当以素食为主，少量食用肉类、禽类、鱼类等，食用时可将其放入沸水锅中烫一下，充分排出肉中的嘌呤，降低嘌呤的摄入量。

6. 控制高嘌呤食物摄入。急性痛风患者每天嘌呤的摄入量应当在150毫克以下，防止增加外源性嘌呤的摄入。平时不可食用高嘌呤食物：动物内脏、沙丁鱼、鲤鱼、扁豆、干豆类、肉汁、肉汤等。

7. 禁食刺激性食物。刺激性较大的香辛料、调味品都是应当限量食用的，如酒、辛辣调味品等。

妊娠高血压如何防治

妊娠期高血压综合征指的是怀孕五个月之后出现高血压、浮肿、蛋白尿等症，重者出现抽搐、昏迷，甚至死亡。这种疾病严重威胁着母体和胎儿的生命安全，但是到目前为止，尚不明确此病的诱因，所以很难完全避免。但是也不用过分担心，因为确诊的妊娠高血压只要定期做产前检查、及早发现、及早治疗、注意休息就能够很好地控制病情。

那么究竟怎样才算是妊娠期高血压症呢？

1. 高血压。血压不低于 140/90 毫米汞柱，或者血压比怀孕以前或怀孕早期时升高 25/15 毫米汞柱，最好测量两次，间隔时间为 6 小时。

2. 蛋白尿。单次尿蛋白不低于 30 毫克，最少检测两次，间隔时间为 6 小时；或者是 24 小时尿蛋白定量不低于 0.3 克。

3. 水肿。体重增加高于 0.5 千克/周是隐性水肿。可以按照水肿的严重程度将其分成局限踝部及小腿（＋）；水肿延及大腿（＋＋）；水肿延和会阴部、腹部（＋＋＋）三个级别。

根据上述三个指标来判断高血压：仅有高血压，伴随或不伴随水肿，不伴随蛋白尿。

那么妊娠期高血压都有哪些危害呢？

1. 脑。容易引发脑部动脉痉挛，导致脑组织缺血、水肿，进而表现出头晕、头痛、恶心、呕吐、抽搐等症，甚至脑部血管收缩，伴随血管栓塞，有点状出血，患者还常常会昏迷。

2. 肾脏。肾脏缺血，毛细血管栓塞容易引发肾功能受损，进而出现尿少、蛋白尿，甚至肾功能衰竭。

3. 心脏。心脏冠状动脉供血不足，会引发心肌缺血、水肿、点状出血和坏死。因为周围动脉痉挛，会增加阻力，加重心脏负担，出现心脏衰竭。

4. 肝脏。重度妊娠高血压容易导致表面出血，进而出现上腹部不适，血肿、甚至肝破裂出血。

5. 眼。视网膜小动脉痉挛、缺血和高度水肿的时候，会伴随眼花、视力模糊等症，甚至出现暂时性失明。

6. 对母体和胎儿。妊娠高血压容易导致胎盘早期剥离、脑出血、心力衰竭、凝血功能障碍、肾功能衰竭、产后血液循环障碍等。脑出血、心力衰竭、弥散性血管内凝血为妊娠高血压患者主要的死亡原因。

7. 对胎儿的影响。孕妇本身病情越严重，对胎儿的影响就会越大，重度妊娠高血压为早产、宫内胎儿死亡、死产、新生儿窒息或死亡的主要诱因。

那么妊娠期高血压的高发人群有哪些呢？

年轻初产妇和高龄初产妇；体型矮胖者；营养不良，尤其严重贫血患者；患有原发性高血压、慢性肾炎、糖尿病合并妊娠的患者，发病率高，病情复杂；双胞胎、羊水多、葡萄胎发病率高；有家族史，比如孕妇的父母辈曾出现过妊娠高血压；冬季和初春寒冷季节气压上升，容易导致妊娠期高血压。

那要怎样做才能预防妊娠高血压呢？

1. 妊娠早期测量一次血压，之后定期检查血压，尤其在妊娠 36 周之后，每周都要观察血压和体重变化，有没有蛋白尿和头晕等自觉症状。妊娠如果出现在寒冷冬季，应当加强产前检测，秉承早发现、早治疗的原则。

2. 妊娠中、晚期营养要充足，特别是蛋白质、维生素、叶酸、铁剂的补充，对于妊娠期高血压的预防非常有帮助。因为母体缺乏营养会增加妊娠期高血压的发病率。

3. 轻度妊娠期高血压患者应当严密监测母体和胎儿，直到妊娠 37周，如果病情仍然没有好转，可以根据产科情况采取适当的方法终止妊娠。

4. 重度妊娠高血压患者的胎龄如果大于 37 周，应当立即终止妊娠，胎龄小于 5 周要促胎肺成熟之后再终止妊娠。

5. 对于有妊娠高血压家族史的女性来说，妊娠的过程中应当加强各项指标的检测。孕前患上原发性高血压、慢性肾炎、糖尿病的患者也应考虑妊娠高血压的发病。

那么妊娠高血压患者在饮食上都应注意哪些问题呢？

1. 饮食秉承高蛋白、高钙、高钾、低钠原则。孕妇应适当增加蛋白质、钙、钾的摄入，同时注意低钠饮食。可多吃些鱼、肉、蛋、奶、新鲜蔬菜，及时补充铁和钙，少吃过咸食物。每天蛋白质的摄入量都应当保持在 100 克左右，食盐的摄入量控制在 6 克以下。遵循上述原则，就能够很好地预防妊娠高血压。

2. 增加钙和锌的摄入。调查发现：增加钙和锌的摄入量能够降低妊娠高血压的发病率，孕妇平时可适量增加鱼类、奶类、虾类等食物的摄入。

3. 合理饮食。孕妇一定要遵循合理饮食的原则，控制体重的增加。

4. 补充硒元素。研究发现，硒元素和妊娠高血压之间的关系密切，硒元素的主要来源为各种食物，如海产品、动物肝脏、瘦肉、谷麦等。随着妊娠时间的推移，孕妇体内的硒元素含量会降低，妊娠高血压的孕妇体重硒元素的缺乏会随着病情的严重而加重，补充硒元素之后，平均动脉压、尿蛋白、水肿等都能够得到改善，进而降低妊娠高血压的发病率。

5. 控制脂肪摄入。尽量避免摄入动物脂肪，可用植物油脂代替，因为植物油脂不但能够为胎儿提供充分的脂肪酸，还能够协助清除多余脂肪。

6. 控制热能摄入。肥胖孕妇如果摄入过量能量物质，很容易患上妊娠高血压，所以，孕前超重或者是本身就已经患上高血压的女性应当控制热能摄入，将体重控制在正常范围。

7. 限制钠盐摄入。钠盐的摄入应当控制在 6 克以内，并且避免高盐食物的摄入。如果本身喜欢咸味食品，可用部分钾盐来代替钠盐，以改善烹调口味。或是用葱、姜、蒜等调味品代替味精、鸡精、酱油等调味料，以降低钠盐摄入量。

3. 不容有失：高血压患者的护理与急救

走出治疗误区，离生命健康近一点

在我国，高血压患者占据了很大一部分人，随着高血压患者人数的不断飙升，多数患者都会到医院看病后开些药物回家治疗。虽然这种方法非常简单，但是实际生活中，很多患者并不知道用药过后如何观察病情，在没有医生的陪同下不知道何时增药何时减药、停药，进而出现治疗误区。

下面就来简单介绍一下常见的高血压患者家庭用药的误区。

一、病情严重时才用药

糖尿病属于慢性疾病，需要坚持服药才能控制病情，但是高血压患者通常为中老年人，记忆力不是很好，可以采取服药、生活起居之法控制病情，如早睡早起、将药物放到醒目之处，或用较大字体的标签标识服药剂量和服药时间。家人应当学会测量血压之法，掌握用药常识，这样就能够提醒患者按时按量服药。

二、不良生活习惯影响病情

很多不良的生活习惯都可能会给疾病的治疗带来负面影响，高血压患者应当提高重视，比如打麻将、打牌、扭秧歌等活动虽然对高血压病情的控制有利，但是一定要控制好时间量。同时限制食盐摄入，根据患者自身特点，将食盐的摄入量控制在 6 克左右。多饮酒容易导致高血压，因此应当控制饮酒量、饮酒次数。

三、以一次检查结果确定病情轻重

应当坚持医生检查、家庭自我检测，可根据病情变化及时采用适当的治疗措施。采用静坐、平卧的姿势测量血压，如果血压不低于 140/90 毫米汞柱，可认为是血压上升，应当重复测定一次，随后两天之内不同时间可再次测定两次，这样就能证明血压上升的确持续存在。通常情况下，老年高血压患者应当每月到医院查一次血压，同时将 1 个月内的病情如实告诉医生，以调整治疗方案。血压波动太大的老年患者自行治疗时应当注意早晨血压急剧上升状况，还要根据季节、气候、情绪、体力的强弱变化对血压的影响制订治疗方案。降压治疗过程中应当防止血压下降，还应警惕体位性低血压，尤其是卧位起床或突然起身的时候应当加强血压监测。

四、认为得了高血压就不能运动

可以在医生的指导下根据病情掌握运动量，这样就能够达到配合治疗之目的。有些患者认为自己患上了高血压就不能再运动了，岂不知，运动不足恰恰为高血压疾病的诱因，患者可以根据自身状况掌握适合自己的运动，通常以步行、游泳为宜，运动的强度因人而异，条件允许的话可以进行运动负荷实验。运动时间通常掌握在 1 小时左右，每个星期最少运动 3 次，坚持运动 10 个星期就能够达到降压之功。但是要注意，运动一定要坚持不懈、持之以恒，因为一旦运动终止超过 1 个月的时间，血压便会恢复至原水平。

那么高血压患者的自行控制血压的原则有哪些？下面就来详细介绍一下：

一、综合治疗法

高血压患者的病因复杂，所以，除了要通过药物治疗，还应考虑综合治疗法，包括良好的生活方式、控制危险因素等。除了要采取适宜的药物，还应当注意劳逸结合，戒烟限酒，低盐饮食，参加适宜的文体活动。尤其不能出现情绪波动，以保险证充足睡眠。肥胖的患者应当注意减肥。

二、调整用药时间

研究发现，高血压患者清晨醒来之后血压的变动较大，甚至可以在几分钟之内上升 15～40 毫米汞柱，到了中午，血压会下降。这种血压变化规律致使患者容易在早晨出现脑出血，在夜间出现脑缺血。传统的服药方法为一日三次服药法，如果不考虑患者血压变化规律，一味地降低血压，很容易导致清晨血压控制不当，下午、夜间血压偏低。服药方法为每天清晨醒来后服一次药，能够有效预防清晨醒后血压出现剧烈变化，还能够让血压维持在平稳状态，效果较好。

三、服降压药应当坚持不懈

很多高血压患者血压一降就会立刻停药，而这种做法为高血压患者治疗之大忌。患者在服用降压药治疗一段时间之后，血压会降到正常水平，此时如果停药，血压很可能会在短时间内上升，再次服用降压药，不但不能达到治疗的目的，还可能会由于血压大幅度波动，进而引发心、脑、肾出现严重并发症，如脑卒中。正确的服用方法为服药之后血压下降，继续维持服药量；或在医生指导下调整药量，但不宜断然停药。

四、避免迅速降血压至正常

很多患者希望血压能够迅速降低，一味地要求血压降至正常水平。实际上，血压降得快对身体健康和病情的控制均不利，因为人一上了年纪，会出现不同程度的动脉硬化，血压偏高反而利于心、脑、肾等脏器之血液供应。此外，血压降得过快或过低，很容易出现头晕、乏力等症，甚至会诱发脑血栓。

五、定期测血压

自觉症状之轻重和血压高低程度不一定能成正比，临床上，很多患者血压偏高，但却并未有任何自觉症状，只是体检的时候偶然发现高血压症状；反之，有些患者仅仅出现轻度血压升高，自觉症状却非常明显。因为每个人对高血压的耐受性不同，再加上器官损害程度同血压高低不一定完全平行。所以，凭借自觉反应估测血压状况是不行的，容易贻误病情。最好自己买个血压计，定期检测血压，进而掌握血压波动规律，及时控制病情。

目前对老年高血压的错误认识

很多人对老年高血压存在着错误认识，而正是因为这些错误认识，使得老年高血压患者错过病情的最佳控制时间。

1. "老年人高血压无需治疗，因为其预后比年轻人要好"　实际情况并不是这样的。研究表明，65~74 岁年龄组心血管并发症死亡率比血压在 149~160/90~95 毫米汞柱的人高 43 倍，血压值不低于 160/90mmHg 的人比血压正常的人高出 8 倍，单纯收缩期高血压和舒张期高血压的危险性几乎一样。

2. "老年人血压高于年轻人很正常"　通常情况下，老年人的血压的确会比年轻人高些，所以才会出现这样的计算公式：正常收缩压 = 100 + 年龄的计算公式。但这并不意味着可以对所有人下决断。对于终生从事体力劳动的人来说，身材瘦弱者、低盐高钾饮食者的血压并不会随年龄增长而血压上升。所以，凡是收缩压不低于 140 毫米汞柱，舒张压不低于 90 毫米汞柱的人都是血压异常者。

3. "老年高血压通常无需治疗，治疗后血压下降反而会使得重要脏器灌注不足而受损"　这种看法并不是完全不正确，长期高血压突然多度降压，的确会增加死亡率，这主要与脑血流下降相关联。但是，如果掌握得当，懂得逐步降压的道理，不但能够逐步恢复脑血流调节机制，还能够缓解心肌耗氧、心绞痛。

4. "降低老年人血压能够减少心血管并发症发生危险并没有得到证实"　这种说法也并不完全正确。降低老年人收缩期血压，不会增加心血管并发症发生危险，但是舒张期血压却并非如此。美国一项调查显示：2 376例舒张压高于 90 毫米汞柱（60～69 岁）的老年人通过治疗之后，死亡率和卒中发生率都比对照组下降了很多。

5. "利尿剂不应作老年人高血压患者治疗的首选药物"　这个观点符合处在舒张期的高血压老年患者，但是对于收缩期高血压老年患者来说却是不正确的。因为收缩期高血压老年患者使用降压药不会降低血容量和心输出量，它能够通过减少总血管阻力降压。

6. "老年人对降压药物的耐受性没有年轻人好"　这种说法非常片面。美国的一个观察报告显示：各年龄组高血压患者中，因副作用停药的人以 60～69 岁组最低，为 24.8%，50～59 岁组为 38%，40～49 岁组为 36.8%，30～39 岁组为 34%。

7. "老年人不像年轻人那样可坚持服药"　实际上，这种说法与出现精神障碍、健忘的老年人相符，实践证明，多数老年人对自身健康状况的关心程度比年轻人高很多。调查结果显示，60～69 岁组 80% 的人能坚持服药，50～59 岁组、30～49 岁组坚持服药的人为 75%。

高血压患者要做好精神护理

高血压的治疗时间很长，绝大多数高血压患者都要接受终生治疗的命运。所以，高血压疾病会给患者带来各种心理负担也就很难避免了。那么高血压患者都容易出现哪些精神方面的问题呢？这些问题又应当如何解决呢？

一、心理负担加重

有些高血压患者得知血压异常上升之后，思想负担会变得沉重，情绪也会非常不稳定，一天到晚抑郁寡欢，结果使得血压更高，病情变得更严重。有的患者出现极度消极沮丧，丧失信心，认为自己是家庭和社会的负担，不愿意按时服药，也不接受食疗和运动疗法，任由病情的恶化。

还有些患者急于降压，因为一时的降压效果不佳而不相信医生，变得焦虑、多疑。虽然到目前为止，尚未有能够根治高血压的方法，只能依靠长期服药控制病情，但是患者如果能够调节好自己的心理，调整自己的生活方式，经常鼓励、安慰自己，接受家人的鼓舞，那么高血压病情完全能够被控制，并发症的发生概率也会大大降低。

二、保持心境平和

高血压患者应当保持心境的平和和情绪的稳定。因为人在焦虑、忧愁、悲伤、惊慌、恐惧、嫉妒等情况下会出现心慌、气急、血压上升，甚至脑血管痉挛或破裂、脑卒中而致病。高血压是一种全身性的疾病，因此，平时我们身体各处发生的变化都有可能会对病情产生影响。因此，平和的心态对于高血压患者来说非常重要，遇到不开心的事情，见到不想见的人，应当尽量转移自己的注意力，让自己想些开心的事情，避免正面冲突。千万不能生闷气，也不要大发雷霆。平时可多参加一些集体活动、公益活动，俗话说得好："笑口常开，百病消。"

三、切莫疑心

有的高血压病患者被确诊为高血压病之后，就会将全部的注意力集中到疾病上，身体稍微有些不舒服就会猜疑血压是不是又上升了，是不是被并发症缠身了，一天到晚疑虑不停。有的患者看到一些关于高血压病的读物之后，便开始将自己身上出现的某些症状与书中的描述进行对照，怀疑自己的病情严重了，或者认为自己此时已经被并发症缠身，并且还因此怀疑医生的诊断，开始不遵医嘱。

岂不知，疑虑越多，血压越容易上升，病情越是不容易被控制，病情越容易加重，使得患者终日心神不宁、心烦意乱，有些患者因为疑虑过多而丧失了治疗的信心，开始借酒消愁，靠烟解闷，使得原本就处在高水平的血压骤然上升，导致病情越来越重。所以，高血压患者最好培养多方面的兴趣、爱好，平时浇浇花、踏踏青，将注意力转移到生活之中而不是疾病上，慢慢地将血压降至正常水平。

高血压家庭护理，不容有失

实际上，中医在治疗疾病的时候侧重点是"养"，而不是"治"，对于高血压疾病也是如此，仅仅靠治病，而不注意日常的护理养护，对于患者的病情是不利的。做好护理工作，就能够在一定程度上帮助患者治疗疾病。但是，这个护理的过程需要高血压患者的家人与之配合。

这个护理的范围很广，要关注患者的饮食起居过程，在治疗和康复的过程中，主要应当从以下几方面入手：

一、创造良好的家庭氛围

高血压患者的家人应当为患者创造出和谐美满的家庭氛围，切记大喜大悲，保持情绪的稳定。最好不要让高血压患者长久地面对电视机，也不要让他们看过于激烈的节目或影视。

二、睡眠要充足

尤其对于脑力劳动者来说，工作的时候过度紧张，很容易出现失眠症状，此时可以服用 1～2 片安定，以促进睡眠。

三、做好保暖

冬季的时候应当做好保暖工作，及时为高血压患者添加衣物和被褥，以免受到寒冷刺激。

四、戒烟限酒

烟酒均会加重高血压患者的病情，尤其对于高血压动脉硬化患者来说，过量饮酒很容易导致脑血管意外，应当格外注意。患者的家人最好不要递烟让酒，以免加重患者病情。

五、减少高脂肪、高胆固醇食物的摄入

平时尽量避免食用高脂肪、高胆固醇食物，控制体重，限制食盐摄入量，这就需要家属和患者本人在烹调的过程中注意食材的选择、烹调的方法，以及调味品的加入量等。

六、坚持运动

家人可督促高血压患者坚持锻炼，锻炼有效，家人还可在一边给予肯定和鼓励。

七、护理得当

对于出现并发症的高血压患者来说，家庭护理尤为重要。如果家人护理得好，可能瘫痪很多年但病情仍旧稳定，如果护理不好，很可能短

时间内出现严重并发症，甚至早逝。

八、观察病情变化

可以通过患者主观感觉评价病情轻重，家人也可通过观察患者的情绪、表情、语言变化，以及脉搏、体温、呼吸变化判断患者的病情，出现异常应当及时咨询医生，或者到医院就诊。

九、掌握护理技术

家人在进行护理的过程中应当掌握测量体温、脉搏跳动次数、呼吸、血压等的方法。轻度高血压患者，家人可以督促他们去晒太阳，帮助他们稳定情绪、均衡饮食、减肥、戒烟限酒等。

高血压患者如何自我护理

对于高血压患者来说，日常服用降压药是必须的过程，然而，正确的自我护理的方法也是非常必要的，不但能够辅助患者维持血压的稳定，还能够提高自己的生活质量，下面就来为高血压患者介绍一些具体的自我护理的方法：

（一）已经被确诊为高血压的患者，不能因为患上高血压而产生悲观情绪，这样对于病情的控制不利。当然了，也不能过度"轻敌"，听之任之。正确的做法是，充分了解高血压的防治知识，之后积极地配合医生，在医生指导下进行合理的、系统的治疗。

（二）通常情况下，血压高低和自觉症状是不成比例的。有些高血压患者血压已经很高了，却并未表现出明显的自觉症状，而有些高血压患者的血压仅仅上升一点点，却头晕、头痛，坐立不安。因此，高血压患者绝对不能凭借自行增减药物，应当定期到医院检查。不能在医生确诊前随意更换高血压药物的种类，也不能自行停药或增减药物用量。高血压患者应当遵循"个体化治疗"的原则，千万不能随波逐流，因为对别人来说效果比较好的药物不一定适合自己。

（三）高血压患者应当养成良好的作息、饮食习惯，平时注意劳逸结合，在药物治疗的同时还应当坚持运动、食疗等非药物治疗，辅助降压，以减少降压药的服用剂量和不良反应。

（四）我们的血压并非一成不变的，随时都可能出现波动，经常会由于体力劳动、冷热刺激、失眠等因素使得血压上升。所以，患者应当尽量消除这些引发血压上升的因素，测量血压以前可以休息 20 分钟左右，等到身体和精神处在放松状态的时候再进行测量。

（五）家庭中应当随时准备好血压计和听诊器，在医生和护士的指导下正确地测量血压。血压计每年最少校对 1 次，以防止测量血压的时候误差较大。

（六）突然出现头晕、头痛、恶心、呕吐、眼前发黑的时候，要立即停止一切活动，最好就地而坐，以免跌倒或出现意外。如果此时在家中，而家中备有血压仪，应当立即测量血压，平卧头高位，出现高血压急症的时候要立即在舌头底下含服硝苯地平 1 毫克，没有效果则重复含服，等到血压平稳之后立即到医院就医。

高血压性鼻出血如何护理

鼻出血为临床的常见症状，鼻出血症状较轻的患者鼻涕中或咳痰中带有血丝；症状较重的患者会流血不止，反复出血会导致贫血，大量出血会引发休克甚至死亡。鼻出血可能是局部原因所致，也可能是全身性疾病在鼻部的表现，常见疾病为高血压。

高血压患者容易出现鼻出血，因为鼻腔黏膜上存在丰富的毛细血管，这些毛细血管处在表浅水平，如果血压上升过快，会冲破鼻黏膜血管，进而引发鼻出血。

有的人认为高血压患者鼻出血是好事，因为头部的血液流出来，能够降低血管内压力，预防脑部血管破裂，进而预防脑卒中的出现。

还有人认为高血压患者鼻出血不是好事，因为高血压患者多并发动脉硬化，鼻腔黏膜上硬化的血管收缩力较差，一旦出血则很难控制。

实际上，不管鼻出血对于高血压患者来说是好是坏，还是应当将止血放在首位，因为靠鼻出血来降压是不可取的。因此，高血压患者出现鼻出血的时候，首先要做的就是设法止住鼻血，不能任其流淌。下面就来为大家介绍几种常见的止鼻血的方法：

一、局部止血

让患者采取坐位或者半坐半卧位，安慰患者不要惊慌，保持镇静；之后用拇指和食指紧紧地捏住患者鼻翼两侧 3~5 分钟，让患者暂时用口呼吸；找一条干净的毛巾，放到冷水中泡凉后敷在患者额头，能够通过冷刺激来收缩患者鼻腔黏膜；找一块洁净的棉花球塞到患者鼻腔之中 24 小时以上。

如果通过上述方法处理之后，患者的鼻血仍旧没被止住，应当立即就诊，医生或通过鼻孔填塞止血或是用一些止血药物帮助患者止血。高血压患者的鼻腔出血的时候采取局部止血方法的过程中，不宜用蘸了肾上腺素、麻黄碱的棉球塞鼻子，因为上述药物可能会导致血压上升，进而加重病情。

二、降压治疗

如果为患者进行血压的测量之后，发现确实是由于血压上升而引发的鼻出血，应当在平时所服用的降压药的剂量上加服 1~2 次，或是鼻出血的时候，肌肉注射 1 毫升的利舍平，具有辅助降压之功，并且利于止住鼻血。

脑溢血的急救与康复

在老年高血压患者中，脑溢血是非常常见的。而脑溢血多发生在高血压伴随脑小动脉病变血压骤然上升破裂时，而这种脑溢血被称作高血压性脑出血。此类脑出血多为血压突然上升，使得脑内微血管破裂所致。

那么高血压患者出现脑溢血的时候，家属应当采取哪些急救措施呢？

首先，家属应当保持镇静，让患者保持平卧姿势，千万不能急着将患者送到医院，防止中途震荡，加重病情。让患者平躺，患者的气道才能通畅，可以将患者的头偏到一侧，防止痰液、呕吐物吸到气管里面。

而后，迅速将患者衣领处的扣子、腰带解开，同时保持室内空气畅通，这样一来患者的呼吸才能通畅。天气炎热时还要帮患者降温，天气寒冷时注意为患者做好保暖工作；若患者处在昏迷状态，而且发出强烈的鼾声，说明患者的舌根已经开始下坠，可以用手帕将患者的舌头包好，小心地向外拉出。

还可将冷毛巾放到患者头部，因为血管遇冷的时候会收缩，能够降低出血量；患者大小便失禁的话，可就地处理，不能随意移动患者身体，防止加重脑出血。

最后，若患者病情稳定，送往医院的过程中，应当尽量减少颠簸，保持平稳行驶，慢慢地抬起患者头部，保持和地面成 20 度的角，随时注意病情变化。

如果患者的病情已经稳定，那么在康复期时应当如何护理呢？

一、饮食护理

脑出血患者处在恢复期的时候饮食的原则为：蛋白质适量、低脂肪、高维生素、高纤维、清淡、少食多餐，尽量避免食用动物内脏、动物油脂，每天盐的摄入量不能超过 6 克，增加果蔬的摄入量。如果患者落下了面瘫后遗症，咀嚼功能出现障碍，舌头活动不利，可进食稀软食物，进食的过程中秉承"慢"的原则，饮食量尽量少些，防止出现呛咳、食物阻塞呼吸道等。

二、心理护理

脑出血患者通过系统的临床治疗之后，语言功能、肢体活动、容貌等均可能发生改变，短期难以恢复，甚至终生如此，这对于高血压患者来说打击很大，会引发抑郁、苦闷、悲观的心理。家人应当尽量关心、体贴患者，平时多和患者谈心，说些鼓励、安慰的话语，同时激发患者战胜病魔的信心。还可以根据患者的病情为患者安排些有益的活动，如下棋、散步等，均能够帮助患者改善心境，消除寂寞，坚定患者战胜病魔的信心，让患者处在身心愉悦的状态之中。

三、功能锻炼

脑溢血之后，患者可能会留下一系列后遗症，如果及时进行功能锻炼，有助于帮助患者恢复之前各个部位的功能。

语言功能锻炼：应当耐心地、一字一句地进行语言练习，练习的过程中应当集中注意力，稳定情绪，说话时的节奏应当缓慢，可以从简单的单字和单词开始练习。家属应当鼓励患者大胆地与人交谈，逐渐锻炼语言能力。

面瘫功能锻炼：可以用拇指从两眉之间经过眉弓、太阳穴至目内眦，之后向下经过鼻翼旁、鼻唇沟、嘴角至下颌角，慢慢地进行按揉至发热发酸即可。

半身不遂功能锻炼：首先要进行坐卧练习，家属扶着患者反复起坐、躺下，或者在床头脚端拴上一根绳子，然后让患者用健康的手抓着绳子练习起卧。

上肢功能锻炼：经常为患者按摩患肢，之后做外展、内收、肘关节屈伸、内外旋转运动。

下肢功能锻炼：患者可以俯卧，之后家属用手背按摩患者脊柱的两侧，反复按摩数次。或者让患者坐到凳子上面，肢踩竹筒来回滚动或行走，还可以搀扶患者上下楼梯，以促进患者下肢功能的恢复。

四、控制血压水平

脑出血患者处在恢复期的时候应当定期进行血压检测，让血压保持在 135/86 毫米汞柱左右。同时注意戒烟限酒，避免劳累过度和精神刺激，防止血压骤然上升，危及生命安全。处在恢复期的患者还应坚持服用降压药，不能自行停药、换药，也不能自行联合用药，防止血压骤然下降或过低，进而出现脑供血不足。

五、针灸

患者可每天注射一次维生素 B_1 注射液 100 毫克和维生素 B_{12} 注射液 0.5 毫克进行穴位封闭，每两个星期为一疗程，维生素 B_1 和维生素 B_{12} 注射液都能够改善瘫痪肢体组织处的细胞代谢，增加血流量和神经敏感性，进而促进患者肢体康复。通常情况下，连续进行两个疗程才可以，两个疗程之间应当间隔一个星期的时间。常用穴位包括：合谷穴、曲池穴、足三里穴。

六、增强基础护理

患者休养的过程中，应当保持室内空气的新鲜，生活起居要规律，长期卧床的患者，要经常翻身，按摩骨突出受压处能够预防褥疮。家属要照顾好患者大小便，每天进行一两次外阴清洁，被褥应经常晒、洗，保持干净、干燥。患者的常用之品应当放在手边，以方便拿取。

冠心病的急救措施

高血压患者很容易诱发冠心病并发症，并且，冠心病已经成为危害人类生命的"杀手"之一。近几年，冠心病在我国的发病率、死亡率都呈现出了上升趋势，随着生活方式的改变，冠心病的发病呈现出年轻化趋势。因此，冠心病的预防、急救知识变得非常重要：

一、镇静和卧床

怀疑或确认患者出现心肌梗死，应当首先让患者镇静，因为精神紧张、恐惧会使交感神经兴奋，进而加重心肌缺氧，容易诱发心律失常。患者应当绝对卧床休息，或者就地采用最舒服的体位休息，不能乱动。

二、服药

此时应当让患者服用硝酸甘油片或冠心苏合丸，并且要服用阿司匹林，防止血液凝结，还可适当服用镇静剂。

三、吸氧

吸氧能够改善心肌缺氧状况，预防心律失常。可通过鼻导管给氧4~6升/分钟流速；或是通过面罩给氧5升/分钟流速。

四、输液

可建立静脉通路，这样就能够根据患者病情随时为患者进行静脉滴注，滴注速度不能超过 10 滴/分钟。

冠心病的发作是非常危险的，有的时候会出现心跳骤然停止，引发猝死，而心跳、呼吸停止 4 分钟后为急救的关键时间，这个时候大脑能量尚存，应当立即进行现场急救，患者还可能有生还机会。而一旦超过 4 分钟，脑细胞很可能会严重缺血、缺氧，患者几乎无生还机会，即使存活下来，也是植物人，那么如何现场抢救猝死者呢？

首先要打开患者气道。猝死者舌根会向后坠，不同程度堵塞气道入口，所以应当先帮助患者打开气道。目前国际常用的畅通气道方法为仰头举颏法，具体做法为：急救者位于患者一侧，一手放到患者前额，用力下压，另一只手的食指和中指放到患者下颏，用力向上举，以充分打开患者气道。

其次，对患者进行人工呼吸。猝死者的肺脏已经塌陷了，所以第一次的时候应当用尽力气吹两口，看到胸腹有起伏就可以了。之后每分钟吹气 12 ～ 16 次，吹气的时候要捏闭患者鼻孔，口对口密封。急救者吹出的气体 18% 为氧气，而空气中氧气含量为 21%，吹气的方法正确就能够让患者获得充足的氧气。

最后，对患者进行胸外心脏按压。也就是通过人工方法让心脏跳动，让流动的血液将肺部氧气传送至其他脏器。急救者可将一手掌根放到患者胸骨中下 1/3 的地方，另一只手的掌根放到前一只手的手背上面，之后将双手手臂绷直，腰部要能用上力，向下重压 3.5 ～ 4.5 厘米，频率是 80 ～ 100 次/分钟。

如果是单人操作，每 15 次胸外心脏按压与 2 次人工呼吸交替进行；如果是双人操作，应当每 5 次胸外按压与 1 次人工呼吸交替进行。心脏复苏过程应当持续到救护车赶到，然后将后续急救工作交给医生，患者的存活率才能达到最大。

急性心肌梗死的应急处理方法

先来为大家介绍一下什么是急性心肌梗死症状，因为高血压患者容易发生急性心肌梗死。凡是出现以下症状的时候，都可能会引发心肌梗死：痛，出现剧烈、频繁心绞痛或心绞痛发作时间长达 15 分钟以上；惊，痛的过程中非常惊恐，尤其是口含硝酸甘油或抗心绞痛药物没有效果的时候会觉得烦躁；汗，心绞痛发作过程会大汗淋漓，皮肤湿冷；白，心肌梗死出现时容易休克，因此面色苍白；吐，心脏出现病变的时候会刺激迷走神经，胃肠道反射性会引发恶心呕吐；咳，心肌梗死出现后，会呼吸困难、咳嗽，咳嗽出粉红色泡沫状痰。

心肌梗死、心绞痛病变大致相同，大多为冠状动脉硬化和硬化导致的冠状动脉管腔狭窄，但是二者之间有本质区别。心绞痛为一时性心肌相对缺血。冠状动脉管狭窄程度不严重的时候，本来可以满足心肌活动的需氧量，但是如果冠状动脉出现痉挛，管腔就会进一步缩窄，引发心肌缺氧，或因为心肌活动量过大，需要供血量超出本来已经狭窄的冠状动脉最大供血量，进而使得心绞痛发作。

心肌梗死多数在冠状动脉硬化基础上出现血栓或冠脉内皮破裂出血，管腔完全闭塞，引发心肌长时间缺血，导致坏死。在心绞痛基础上很可能出现心肌梗死，但心肌梗死发病率比心绞痛低很多，并且很多心肌梗死患者通常没有心绞痛历史，心绞痛患者出现心肌梗死的概率不大。有的人认为，反复发作心绞痛能够促进冠状动脉细小分支开放，形成大量侧支循环，进而改善心肌供血。很多人虽然对此表示怀疑，但是的确有很多心绞痛患者发作多年却一直未出现心肌梗死的人。有的人认为反复多次缺血能够降低心肌梗死发病率。因此，有心绞痛的患者要注意预防心肌梗死，但事实上此类患者发生心肌梗死的可能性不大。

那么在家中出现急性心肌梗死时是，应当采取怎样的急救措施呢？

首先，让患者平卧在床上，保持安静的休息状态，稳定情绪，以免激动；而后观察患者的心率、心律、血压变化，摸摸患者的脉搏频率快慢、规律与否，条件允许的话，还可为患者测量血压；再者，发病过程中出现剧烈心绞痛症状的患者应当立即止痛，让患者服下硝酸甘油或麝香保心丸、苏合香丸、苏冰滴丸等，若剧痛仍然得不到缓解，可肌肉注射哌替啶；如果患者备有氧气袋，可以立即让患者吸氧；若发病过程中患者想要大便，不可让患者用力屏气，会增加心跳突然停止的危险；最后，应当预防患者休克，如果患者此时大汗淋漓、脉搏微弱、面色苍白、血压降低，可针刺患者的人中（位于人体鼻唇沟中点处）、合谷（位于大拇指和食指虎口间）、涌泉（位于足前凹陷处第2、3趾趾缝纹头端和足跟连线前三分之一处）等穴位，条件允许的话，可静脉滴注低分子右旋糖酐。

在家庭急救的过程中，如果医生还没有赶到，患者的身边不能离人，同时随时监测患者病情变化。若患者突然面色青紫、抽搐，大声喊叫，口吐白沫，意识低迷，呼吸微弱甚至停止，瞳孔放大，即为急性心肌梗死并发严重心律失常、心室颤动、心搏骤停。这个时候应当立即捶打患者心前区 1~2 下，之后做胸外挤压、人工呼吸等，坚持进行直至医生赶到。

4. 对症用药：用科学的方法控制疾病

利尿剂及其功效

利尿剂是治疗高血压的一线药物，目前已经被广泛应用在高血压人群之中，此药通过抑制肾小管对钠、水的重吸收，进而达到通过尿液排钠的目的，让人体中钠元素和水的排出量高于摄入量，进而降低血容量、细胞外液量、心输出量，以达到降压的目的。但是连续服药 3～4 个星期之后，血容量、心输出量就会逐渐恢复，血压却仍然保持在降低状态，这是因为此时的人体出现了轻度缺钠，小动脉壁细胞中缺少钠元素，使得小动脉平滑肌对去甲肾上腺素等缩血管物质的敏感性大大降低，进而引发血管扩张，周围血管阻力下降，血压下降。

临床上常见的用于降压的利尿剂可根据作用强弱分成以下几类：强利尿剂，如袢利尿剂呋塞米；中效利尿剂，如噻嗪类利尿剂氢氯噻嗪；弱利尿剂，如保钾利尿剂氨苯喋啶、螺内酯等。后者作用机制为：能够同醛固酮形成竞争性拮抗作用，进而降低其作用，引发排钠保钾之功。

氢氯噻嗪属于利尿药，但是具有降压之功，因此被称作利尿降压药。环戊噻嗪、氯噻酮等药也属于此类药。氢氯噻嗪会抑制肾小管对钠、水的重吸收，进而表现出巨大的利尿消肿之功，此药的降压功效和利尿作用之间是什么关系呢？

多年以前，有人认为氢氯噻嗪的降压功效即为利尿作用的结果。因为，此药能够通过利尿功效减少血容量，血容量下降，血压就会下降；并且，此药还有排钠之功，因为人体中钠潴留会引发血压上升。但是，经过不断地研究、观察，这种观点被否定了。比如，服用氢氯噻嗪之后，用血容量扩张药右旋糖酐补充利尿所丢失的血容量，血压仍旧会下降。长期服用氢氯噻嗪后，血容量会慢慢地恢复到给药以前的水平，但降压功效仍旧。这就说明，氢氯噻嗪的降压功效与利尿功效并没有直接关系。

近些年来，通过动物实验研究，发现氢氯噻嗪可以降低血管壁上钠的含量，而含钠量低的血管对去甲肾上腺素的反应性比较差。去甲肾上腺素为交感神经兴奋时末梢所释放的介质，能够维持血管紧张度和血压水平，一旦血管平滑肌对去甲肾上腺素的反应性下降，就会引发血管扩张、血压降低。当然了，即便得到这样的结论，也仍旧不能定论其作用机制。

单独使用氢氯噻嗪的时候，降压功效比较弱，每天口服 25～50 毫克，能够让高血压患者的舒张压下降 10～20 毫米汞柱，但是对于舒张压在 110 毫米汞柱的高血压患者却没有什么效果。

此药同利舍平、胍乙啶、双肼屈嗪等抗高血压药联合应用，降压功效能够被大大提高，因此，氢氯噻嗪为治疗高血压的主要辅助药物。并且，该药的利尿排钠之功显著，联合用药能够消除胍乙啶、双肼屈嗪、可乐定等药物引发的钠潴留副作用。

下面先来为大家介绍一下利尿剂的副作用：

一、糖耐量下降

利尿剂会抑制胰岛素的分泌量，进而影响糖代谢过程；还会降低对胰岛素的敏感性，引发血糖上升。

二、脂蛋白代谢受影响

它能够使低密度脂蛋白、甘油三酯上升，高密度脂蛋白下降，而这样的改变容易诱发心脑血管疾病。

三、高尿酸血症

噻嗪类利尿剂容易引起高尿酸血症、诱发痛风、降低肾功能，因此，痛风、肾功能不全的人应当慎用噻嗪类利尿剂。

四、反射性引起肾素活性上升

血管紧张素Ⅱ上升，会引发醛固酮增加，对降压不利。与β受体阻滞剂联合应用就能抵抗这种反应。

五、低血钾症

利尿剂在让肾小管排钠的同时还会排钾，使得钾的排出量上升，进而导致低钾，这个时候，患者常常会表现出全身无力、肌肉张力下降、腹胀、食欲衰退、消化不良、心悸、期前收缩等症。

有的时候，心电图会显示出 T 波低平、增高的 U 波，或 T–U 波融合。出现低钾的时候要立即补钾，同时进行必要的监护。经常服用补钾药物能够缓释氯化钾，症状严重的缺钾患者应当通过静滴液体补钾。服用此药的高血压患者平时可适当增加钾含量高的食品的摄入，如瘦肉、海产品等。

六、低钠血症

利尿剂会导致钠排泄增多，进而引发低钠血症。主要表现为：倦怠，食欲下降，血压低，尿素氮上升，甚至出现神经系统症状，出现上述症状的时候要立即咨询医师。

那么高血压患者在是使用利尿降压药的时候都应当注意哪些问题呢？

（一）通常情况下，最好选择中效降压利尿剂，如噻嗪类。应用短、效利尿剂无效，慢性肾功能不全，高血压急症患者应当选用强效降压利尿剂。

（二）最初用药的剂量要小，可以根据病情逐渐增加药物剂量，以免大量失钠，血压过低，特别是老年患者，更应当慎重应用强利尿剂。

（三）单独应用强效降压利尿剂的时候要注意补钾，但是同血管紧张素转换酶抑制剂联合应用的时候不用补钾。

（四）使用利尿剂的时候要注意间断用药这一原则。

（五）使用利尿剂的时候不用限制钠的摄入，但是要注意不能高盐饮食。

（六）保钾利尿剂属于弱降压药，单独使用的时候效果并不是很好，最好同其他利尿剂联合应用，以免丢失钾，因此，服用该药的时候补钾量要适当减少。

钙拮抗剂及其功效

钙元素对于维持人体内环境稳定、心血管正常来说具有非常重要的作用。通常情况下，钙以离子的形式存在于人体中。离子进入细胞的过程是通过细胞膜上的具有不同结构的蛋白质完成，这种蛋白质被称作离子通道。每个通道只能允许特定的离子通过，被称作该离子的专属通道。也就是说，钙通道为钙的专属通道，可以作用在细胞钙通道上面，进而抑制钙离子进入细胞的过程，发挥心血管作用的药物被称作钙拮抗剂。

钙拮抗剂对心血管的作用主要包括：

（一）抑制钙离子内流，降低血管平滑肌张力和它对内源性加压物质的反应，进而降压。

（二）预防心肌细胞中钙含量过多，进而增强心肌舒张功能，降低心肌耗氧，对心脏、缺血心肌均有非常好的保护作用。

（三）降低血管平滑肌张力，扩张冠状动脉、外周血管、脑、肺、肾、肠系膜血管。

（四）阻碍血小板聚集，减少出血时间。

（五）阻碍心肌细胞钙离子内流和收缩功能，也就是产生负性肌力作用，避免钙超载和钙对心肌的损伤。

（六）降低血管壁钙离子沉积，应用此药一段时间，能够防止动脉硬化。钙离子抗结剂的功效很多，经常用于治疗心绞痛、心律失常、心肌肥厚，脑供血不足，外周血管病，偏头痛等症。使用钙拮抗剂治疗高血压的优点很多，主要包括：药物起效速度快，能够平稳降压，作用时间长，副作用小；原本血压高的人，服用此药降压幅度大，而对于血压正常的人来说，应用钙拮抗剂的时候反应不明显；血压下降之后，不会对脑、冠状动脉、肾脏血流量灌注产生影响；高血压合并冠心病、心力衰竭、周围血管病患者服用此药均有效；短期、长期治疗都有效，长期治疗能够消退左室肥厚，还能够预防动脉粥样硬化的出现；新一代钙拮抗剂作用周期长，服药次数少；不会增加心率，因而不会增加心肌耗氧量，也不会导致位置性低血压；此药还具有附加药理作用，如解除冠状动脉痉挛，但却几乎不会影响到血糖、血脂、电解质。

那么钙离子拮抗剂都有哪些副作用呢？

（一）引发踝部水肿的概率约为4%，很可能和局部血管通透性相关。

（二）反射性心率加快，心搏出量增多。反射性提升血浆肾素活性，与β受体阻滞剂联合应用能够减轻此反应，同时增加此药物的降压功效。

（三）硝苯地平具有较强的扩血管之功，因此常常会伴随头痛、面部潮红等。出现上述副作用很可能和用药剂量有关，通常1～2个星期之后症状会自行消失。

（四）心功能不全的患者服用维拉帕米会导致心动过缓、多种传导障碍、停搏等，患有高血压性心脏病伴心衰者要慎用。

根据钙拮抗剂的特点总结出此药主要适合下列高血压病患者：合并冠心病心绞痛，特别适合劳力型和自发型心绞痛；老年收缩期高血压；伴随着心、脑、肾血管病变等患者。但是要注意，妊娠合并充血性心力衰竭、房室传导阻滞的患者不宜用维拉帕米类拮抗剂。

临床上应用的钙离子拮抗剂高达数十种，常用的种类包括尼莫地平、尼群地平、尼索地平、硝苯地平、维拉帕米等。

硝苯地平又名心痛定，是临床上最常用的治疗心血管疾病的钙拮抗剂。其舒张血管的功效较强，降压之功迅速、确切，还能够保护心脑血管，减少并发症，安全有效。

硝苯地平属于短效制剂，每天服药3次，每次服用10毫克。若用硝苯地平缓释剂来治疗高血压，每天服药1～2次，每次服用20毫克就可以了；也可以选择硝苯地平控释剂（即拜心痛），每天服用1次，每次服用30毫克，就能够维持降压作用24小时以上。

尼群地平为第二代钙拮抗剂，其作用和硝苯地平相似，能够降低周围动脉阻力而不影响心脏功能。它和β受体阻滞剂联合应用，能够很好地治疗体循环阻力过高，而且适合低肾素性高血压患者。每天服用30～40毫克，分成1～2次口服。

尼索地平是第二代钙拮抗剂，结构和硝苯地平相似，但是此药舒张平滑肌的作用为硝苯地平的 4～10 倍，对心肌抑制作用很小。并且，尼索地平是非常好的治疗冠状动脉痉挛的药物，每天服用 10～20 毫克，分成 2 次服。

β 受体阻滞剂及其功效

在我们的心血管各个地方都存在着 β 受体，一旦 β 受体兴奋，就会导致心率加快，房室传导加快，心肌收缩力上升，冠状动脉扩张，静脉皮肤、黏膜血管收缩，支气管平滑肌松弛，血压上升。就是说，高血压常常会伴随 β 受体亢进，而 β 受体阻滞剂，如普秦洛尔、美托洛尔等药物，能够阻碍心脏、周围血管、呼吸道、中枢神经和其他组织上的 β 受体兴奋，进而达到降压的目的。目前，β 受体阻滞剂被广泛应用在心血管疾病的治疗上，而且成为治疗高血压的一线药物。

β 受体阻滞剂之所以能够降压，主要是由于以下几方面原因：

一、阻滞心脏 β 受体

当心脏 β 受体阻滞后，心率、心肌收缩力、心输出量、心肌耗氧量都会跟着下降，房室传导时间延长，进而降低血压。

二、重建压力感受器

β 受体阻滞剂能够降低卧位或坐位时候的血压，由此可见，β 受体阻滞剂能够维持压力感受器的正常。

三、抑制肾素、血管紧张素系统

肾脏近球旁细胞 β 受体兴奋会促进肾素分泌，肾素、血管紧张素系统会引发血压上升，而 β 受体阻滞剂阻滞 β 受体之后，肾素的分泌量就会下降，进而达到降压的目的。

　　四、抑制中枢神经

　　β 受体阻滞剂能够直接作用在中枢神经系统 β 受体上，降低其兴奋神经元的活动，抑制交感神经冲动传出，进而达到降压的目的。

　　但是，单独使用 β 受体阻滞剂的降压效果并不是很好，与其他降压药联合应用的疗效较强。比如，同利尿剂联合应用，能够消除后者由于减少血容量而引发肾素活性上升；同血管扩张剂联合应用，能够降低后者引发的反射性心动过速、心肌收缩力增强、肾素释放。

　　β 受体阻滞剂的常见副作用包括：减弱心肌收缩力，加重严重心力衰竭患者心衰程度，可能加重个别糖尿病患者低血糖症状；诱发或加重哮喘，因此，伴随支气管哮喘、慢性支气管炎、肺气肿、肺心病等症的高血压患者慎用此药；心动过缓、传导阻滞；干扰糖、脂类代谢，使得血糖、血总胆固醇、低密度脂蛋白、甘油三酯水平上升，高密度脂蛋白水平下降；使冠心病患容易发生心绞痛。

　　根据 β 受体阻滞剂的特点总结出此药主要适合下列高血压病患者：

　　（一）需通过血管扩张剂治疗的高血压患者。β 受体阻滞剂适合多种类型的高血压患者。但是 β 受体阻滞剂单独使用效果不佳，可以和其他抗高血压药物联合应用，不但能够降低副作用，还能够增强疗效。如：同利尿剂和（或）血管扩张剂联合应用，90% 以上的患者的病情能够被控制，还能够减少利尿剂导致的低血钾，拮抗与血管扩张剂合用时引发的副作用，因此，此药为一线降压药。

　　（二）青少年高血压。青少年高血压患者主要表现为心率快、心输出量大，主要是肾素分泌过多所致，普萘洛尔等 β 受体阻滞剂能够抑制肾素分泌，因此适合此类型的高血压患者。

　　（三）高血压合并冠心病患者。β 受体阻滞剂能够降低心率和心肌耗氧量，减小心肌收缩力，因此能够抗心绞痛，预防心肌梗死、缩小梗死面积，同时还可抗心律失常。因此，此药适合高血压合并冠心病的患者。

下面就来为大家介绍一下常见的 β 受体阻滞剂：

（一）盐酸普萘洛尔（也称心得安），临床应用较早，是最广泛的 β 受体阻滞剂。长期口服此药，能够平稳降低收缩压、舒张压，并且不会导致体位性低血压，适合高动力循环或心动过速的高血压患者。但是它对脂质、糖代谢有影响，因此，很少有人用此药治疗高血压疾病。

（二）美托洛尔（也称倍他乐克），属于选择性 β 受体阻滞剂。此药对于高血压、心绞痛、心肌梗死、心律失常等症的疗效都是不错的。治疗高血压的时候，口服 100 毫克，连续服用 4 个星期，有效率达 82.4%，连续 2 个星期之后血压就会逐渐降低，心率不会下降，可显著改善高血压患者的头昏、心悸、眩晕、胸闷等症，非常适合 I、II 期高血压患者。此药的主要副作用包括心率下降、乏力、口干、胸闷等，连续服药一段时间之后症状能够减轻或消失，但合并支气管哮喘、心动过缓的高血压患者禁用。

（三）阿替洛尔（也称氨酰心安），属于心脏选择性 β 受体阻滞剂，没有内源性抑制交感神经活性，临床研究表明，一次服用此药便可使血压持续下降 24 小时，非常适合心动过速合并高血压的患者。同血管扩张剂、钙拮抗剂或利尿剂联合应用，降压的功效更甚。有患者用此药治疗严重高血压危象，服药 10 毫克 12 小时内血压会慢慢降低，平均收缩压降低 56 毫米汞柱，舒张压降低 40 毫米汞柱，此药安全而有效。

转换酶抑制剂及其功效

现在，人们对高血压的认识越来越全面，对高血压疾病病理的研究也越来越深刻。如今，已经证实肾素、血管紧张素、醛固酮系统为重要的加压机制之一。其作用机制为：机体肾血流量不足或血钠降低的时候，肾脏会分泌肾素，它是一种酶类，该酶将血液里面的血管紧张素原分解成血管紧张素Ⅰ，后者在肺循环的过程中被转换酶转换为血管紧张素Ⅱ，血管紧张素Ⅱ是强力收缩血管的物质。一旦血管紧张素转换酶失活，血管紧张素Ⅱ的产生就会受抑制，进而解除肾素、血管紧张素系统收缩血管的效应，解除血管紧张素Ⅰ转换酶作用的物质被称作血管紧张素转换酶抑制剂，简称转换酶抑制剂。

转换酶抑制剂的降压原理非常复杂，其作用机理尚未完全清楚，但是主要通过降低周围血管阻力来降血压。转换酶抑制剂同利尿剂联合应用功效会增强，不会引发钠水潴留，对心输出量、心率没有明显影响，不会反射性兴奋交感神经，但是能够增加肾血流量、改善肾小球过滤率和高血压患者伴随的胰岛素抵抗状态，逆转左室、血管壁肥厚，而且，联合用药副作用少，能够广泛应用在各类高血压、冠心病、心力衰竭等。但是要注意，双侧肾动脉狭窄、严重肾功能衰竭的患者要禁用。

转换酶抑制剂能够直接作用到体液调节上，进而达到降压的目的，和其他降压药的作用机理不同，因此，医学界常常将其称作"新型降压药"。

第一代转换酶抑制剂是卡托普利（也称巯甲丙脯酸，商品名为开搏通），是最早应用在临床上的转换酶抑制剂，目前已经广泛应用在高血压、心衰的治疗上。适合轻、中度高血压患者。用来治疗高血压时，最初服用剂量为 12.5～25 毫克，每天服 3 次，有效剂量为 50～150 毫克/天。加用利尿剂和 β 受体阻滞剂的疗效更好。

此药能够降低周围血管阻力，改善钠水潴留现象，所以能够减轻心脏后负荷和心脏前负荷，因此常常用此药治疗慢性心力衰竭。

卡托普利小剂量服用的时候产生的副作用较少，加大剂量服药不但不能明显增加治疗效果，还会导致副作用显著增加。服用此药的常见副作用包括干咳，皮疹，味觉变差，血管性水肿。最初的服药剂量太大会导致症状性低血压，甚至出现肾功能减退、粒细胞减少。

第二代转换酶抑制剂是依那普利、赖诺普利，药物结构里面不含巯基，此药疗效和卡托普利相似，在中国，依那普利应用比较普遍。此药半衰期长，每天服 1～2 次就可以了，用量也比卡托普利小，毒性较低，最初服用剂量为每次 5～10 毫克，可逐渐增加服药剂量至每天 80 毫克，临床上主要用此药治疗高血压、心力衰竭。此药的副作用和卡托普利相似，主要副作用是干咳，有些患者可能会出现蛋白尿、皮疹、粒细胞减少。

如今，新转换酶抑制剂仍旧不断出现，目前较常见的、新一代的转换酶种类包括：培哚普利（也称雅施达），半衰期较长，每天服药一次，每次服用 4～8 毫克，血压稳定之后，症状较轻的高血压患者每天服药 2 毫克维持病情，长期服用此药能够逆转心肌肥厚、血管壁损害，进而改善血管弹性，此药非常适合高血压合并动脉粥样硬化的患者。此药的常见副作用是干咳。

和其他降压药比起来，转换酶抑制剂是比较安全的。血压降低的时候，身体的重要脏器灌注过程的保持或增加均不会阻碍心脏的收缩、传导，也不会导致反射性交感神经激活、水钠潴留。并且不会对糖类、脂肪的代谢产生负面影响，是理想的降压之品。可这并不是说此类药物没有不良反应，下面就来具体介绍一下转换酶抑制剂常见的不良反应有哪些？

一、咳嗽

咳嗽是转换酶抑制剂的常见不良反应，多为规律或间歇性干咳，有时会伴随鼻塞、喘息、持续性剧咳，卧位睡眠的时候症状更甚。服用止咳药、抗生素都不能改善咳嗽症状。出现此类不良反应的大都为女性，吸烟者更易出现，减量或停用此药，症状就会减轻或消失。出现咳嗽症状可能是和缓激肽浓度上升有关，或是此药作用在迷走神经引发的。

二、低血压

心衰患者用转换酶抑制剂治疗的时候常常会出现低血压，常出现在最初用药 24 小时、有低钠血症、联用利尿剂的患者身上。用此药治疗其他疾病的时候也常出现低血压，主要表现为：眩晕，轻度头痛、头晕等，剂量越大，出现低血压的可能性越高，所以，应当从小剂量开始服药。

三、白细胞数量减少

应用转换酶抑制剂常见的血液系统反应为中性粒细胞数量减少，大概 1/4 的白细胞减少的患者会伴随红细胞减少和血小板减少，有些患者会伴随血红蛋白降低。这些不良反应大都出现在服药 1~3 个月之后，通常停药后 2~4 周内症状就会消失，这可能和骨髓受抑制、过敏反应、低血压状态等引发骨髓供血量降低有关。

四、味觉异常

出现此变化的概率为 2%~10%，主要表现为：味觉变差或消失，金属味，酸味，对某些食物的敏感性下降。多出现在用量较大或肾功能不全的患者身上。通常情况下，继续服药 2～4 周后症状就会自行消失，个别情况要通过药物治疗。

五、其他

皮疹、口腔溃疡、肾毒性过敏反应等，此类反应为其中某个分子结构发生变化所致，可改用其他转换酶抑制剂，上述反应就能够被消除。

目前应用最广泛的转换酶抑制剂是卡托普利和依那普利。那么，转换酶抑制剂主要应用在哪些疾病的治疗过程中呢？

一、高血压

卡托普利、依那普利适合各种类型、不同程度、不同年龄的高血压患者，尤其适合高肾素活性的高血压患者，长期应用没有耐药性，也不会出现位置性低血压。国外文献中提到不同转换酶抑制剂治疗高血压降压效果时，认为卡托普利、依那普利安全有效，是治疗高血压的一线药物。严重高血压时可与利尿剂联合应用，降压效果更好。国内应用卡托普利的剂量较小，每次服用 10 毫克，每天服 3 次。

高血压合并肾功能不全的患者，应用转换酶抑制剂之后肾功能可以得到改善，尿蛋白的排出量会降低，但不宜过量服用此药。伴随着充血性心力衰竭的患者在应用转换酶抑制剂后血流动力学得到显著改善，长期应用此药能够抑制心肌肥厚的发展。对于伴随着冠心病、脑血管病的患者来说，转换酶抑制剂也是非常不错的。对于糖尿病肾病患者来说，转换酶抑制剂能够延缓肾功能恶化，进而改善患者的生活能力。

二、缺血性心脏病

血管紧张素参与了心肌缺血、坏死的病理过程。转换酶抑制剂可以保护缺血心肌，减少缺血——再灌注损伤，以及由此引发的心律失常。心肌梗死早期或溶栓治疗之前服用转换酶抑制剂能够很好地保护心肌。

三、充血性心力衰竭

转换酶抑制剂能够用来治疗心力衰竭，并且这类药物被认为是安全有效的,比其他血管扩张剂效果更好。对于急性充血性心力衰竭患者来说,可以服用卡托普利、依那普利等药物,血流动力学能够在 1~2 小时内发生改变,4~6 小时内出现峰效应,血压轻度降低,心率稍变慢,心输出量、心脏指数显著上升,全身血管阻力、右心房压、肺动脉和静脉压、肺毛细血管楔压、肺血管阻力都会显著下降;肾血流量、尿量上升,心衰症状减轻。长期应用此药之后,血流动力学的改变和急性口服相似,或是能够得到进一步改善,进而降低高危患者的死亡率。

治疗心衰的时候,应当从小剂量开始服药,之后逐渐增加服药剂量,以找到最佳的服药剂量。卡托普利常用剂量是 12.5~25 毫克,每天服药 3 次;依那普利是 5~20 毫克,每天服 1~2 次。

α - 受体阻滞剂及其功效

在我们的血管壁上,分布着大量缩血管神经纤维,交感神经兴奋的时候,末梢神经就会释放出神经递质——去甲肾上腺素,这种递质会作用在血管平滑肌上的 α 受体和 β 受体。去甲肾上腺素和 α 受体结合之后会引发血管平滑肌收缩,进而导致血压上升。能够和肾上腺受体结合在一起,进而阻滞肾上腺递质和 α、β 受体结合,能够取消其效应的药物叫 α、β 受体阻滞剂。α 受体又分别称作 $α_1$ 和 $α_2$ 受体,并且,可以阻断这两个受体的药物叫非选择性 α - 受体阻滞剂。此类药物能够在降压的时候促进去甲肾上腺素释放,进而引发心率加速,阻断 $α_1$ 受体的药物不会有这样的副作用。

非选择性 α 受体阻断剂,如酚苄明、酚妥拉明,能够在阻断 $α_1$ 受体时阻断 $α_2$ 受体,所以反馈性地引发神经末梢释放去甲肾上腺素,进而导致心率加速，同时部分地对抗它阻断突触后 α_1 受体导致的降压效应，所以，正是这些副作用限制了此类药物之推广。选择性 α_1 受体阻滞剂主要包括哌唑嗪、特拉唑嗪，就能够克服了这个缺点。此类药物能够高度选择阻断 α_1 受体，而不阻断突触前膜 α_2 受体，因此降低了心动过速。

哌唑嗪、特拉唑嗪主要用来治疗高血压，大概有一半的高血压患者的血压能够被控制住。服用利尿剂、β 受体阻滞剂不满意的高血压患者，可通过哌唑嗪、特拉唑嗪来降压。如果和利尿剂、β 受体阻滞剂、其他血管扩张剂联合应用，能够增强疗效。

此药物最大的优点为：无明显代谢作用，能够很好地影响血脂。它可以降低总胆固醇和低密度脂蛋白、甘油酯，增加高密度脂蛋白，因此，此药非常适合糖尿病、周围血管病、哮喘病、高脂血症伴随高血压的患者。

α_1 受体阻滞剂的副作用包括：

一、耐药现象

服用某剂量药物控制血压之后，治疗的过程中又出现了高血压。克服耐药性的方法为：采用间隔 1 星期增加 1 次剂量，就能够加大至每次 5 毫克。

二、体位性低血压症状

多出现在首次服药者的身上，主要表现为：头晕、晕厥、心悸等，特别是直立体位、饥饿、低盐的情况时更容易出现。预防这种现象的方法为：用哌唑嗪、特拉唑嗪以前，停用 1 天利尿剂，能够预防血容量不足；在睡前首次给药，可避免出现体位变化；首次服药剂量应为 0.5 ~ 1 毫克。

三、其他副作用

出现头痛、尿频、恶心、水肿、体重上升等症均为此药的副作用，长期服用此药的患者中约 10% ~ 15% 由于不良副作用停药。用药时间久些，副作用就会呈现减轻趋势。

常见的直接降压的血管扩张剂

血管扩张剂为常见的降压药物，治疗高血压的血管扩张剂主要包括两大类：间接舒张血管平滑肌，主要包括 α 受体阻滞剂、钙拮抗剂、血管紧张素转换酶抑制剂，称作间接血管扩张剂；另一类直接作用在血管平滑肌上，进而引发血管舒张，称作直接血管扩张剂。间接血管扩张剂为临床上广泛应用的新型降压药物，之前已经介绍过这些降压药，在此主要介绍几种直接血管扩张剂。

一、米诺地尔

属于强扩小动脉类药物，降压功效显著，持续时间久，没有耐药性。服用剂量为每天 5 ~ 10 毫克，每天服 1 次，口服后，能维持 24 小时血压。主要副作用为钠水潴留、肺动脉高压，联合应用强利尿剂、β－受体阻滞剂能够抵消上述副作用。米诺地尔还有一个副作用为面部长毛。此药物并非抗高血压治疗的一线药物，通常情况下，严重高血压患者使用其他降压药没有效果的时候才应用此药。

二、肼屈嗪

此类药物通过复杂机制直接松弛毛细血管前小动脉，扩张外周血管，降低血管阻力，进而降低血压。此药适合中、重度高血压患者服用。此类药物的主要副作用包括反射性兴奋交感神经，引发肾素分泌上升，心率加快，心搏出量、心肌耗氧量上升，钠水潴留。而这些副作用皆不利于降压，因此，不宜单独应用，常同利尿剂、β 受体阻滞剂联合应用。老年人的压力感受器反应不强，因此，不一定会出现上述交感神经兴奋。

肼屈嗪和 β 受体阻滞剂合用的剂量是 12.5 毫克，每天服药 2 次。血浆半衰期是 2~3 小时，肾功能不全的患者能够延长至 7~16 小时，是临床常用的血管扩张剂，适合中、重度高血压患者。此类药物的常见副作用包括面部潮红、头痛、头晕、恶心，会诱发心绞痛，因此不适合冠心病和新近发生脑出血的患者服用。

三、硝普钠

此类药物属于静脉给药的直接血管扩张剂，对动静脉有很强的扩张作用。起效快，作用时间短，服药 30 秒之后就能够表现出降压功效。此药适合高血压急症需要血压迅速下降的患者，等到血压降到一定水平后，再选择其他降压药物来维持血压。

硝普钠的常用剂量是 12.5~200 微克/分钟静滴，此药物要避光应用。治疗的过程中要密切监测血压，避免血压下降过快。

吲哒帕胺及其功效

吲达帕胺是磺胺类利尿药，有利尿、钙拮抗之功，是一种长效、强效降压药。吲哒帕胺也叫寿比山，是法国研究的新型口服长效降压药。该药效果好，服用安全、方便，因此，迅速被各国接受。国内天津药物研究院顺利研制出此药，1988 年被卫生部批准，由天津力生制药厂生产，目前已临床应用。

吲达帕胺是噻嗪样利尿药，二氢吲哚类衍生物。此药既可以扩张血管，又能够利尿，但是它的降压功效明显高于利尿功效，小剂量服用就能够达到降压的效果，大剂量服药的时候才有利尿的效果，此药的利尿、降压功效是分离的。

吲哒帕胺适合轻、中型高血压患者，约有2/3的高血压患者的血压通过服用此药将血压控制在正常范围，此药对心、肾功能，糖和血脂都不会产生影响，也不会引发低血钾症、体位性低血压、心动过速、血压反跳等副作用。非常适合伴随着肾功能衰竭、糖尿病、高脂血症的高血压患者，以及老年人服用。此药单独服用或联合其他降压药均可。常用剂量为：成人每天服 2.5 毫克，老年高血压患者每两天服 2.5 毫克吲达帕胺就能够控制血压。通常服药两个星期后就能看到疗效，6～8 个星期为 1 疗程。疗效不是很好的时候，可以每天服用 5 毫克，分成两次服用。

此药口服的时候吸收迅速、完全，服药 1～2 个小时之后血药浓度会达到高峰，生物利用率为 93%，不会受到食物的影响。口服单剂 24 小时之后会达到降压的最大作用，多次服药后 8～12 小时会达到最大降压功效，维持降压效果 8 个星期的时间。此药物在肝脏中代谢，会产生出 19 种代谢产物。

此药的常见副作用包括轻度恶心，上腹部不适，便秘等。服用吲达帕胺的时候应当注意：对磺胺类过敏、脑血管病、肾衰无尿的患者要忌用。哺乳期女性要停乳之后再使用此药。

此外吲达帕胺不可与以下药物同用，会产生相互作用：

与胺碘酮同用，会由于血钾低而引发心律失常；不宜和奎尼丁、丙吡胺、胺碘酮、溴苄铵、索他洛尔等抗心律失常药同用；与多巴胺同用，会增强吲达帕胺的利尿作用；与其他类降压药联合应用，降压作用会增强；与巴氯芬同用会增加抗高血压效应；与锂剂同用会增加血锂浓度，进而出现过量征象；与洋地黄类药同用，会由于失钾而引发洋地黄中毒；与大剂量水杨酸盐同用，已脱水患者有出现急性肾衰竭的风险；
与血管紧张素转换酶抑制药同用，已出现低钠血症的患者会出现突然低
血压和（或）急性肾衰竭，宜停用本药 3 天之后再用血管紧张素转化
酶，或重新使用排钾利尿剂，或给予小剂量血管紧张素转化酶；与二甲
双胍同用易出现乳酸酸中毒；与碘造影剂同用易诱发急性肾衰竭风险；
与两性霉素 B（静脉给药）或轻泻剂同用，会增加出现低钾血症的风
险；与三环类抗抑郁药或镇静药同用，会增强抗高血压功效，同时增加
直立性低血压的发生危险；与环孢素同用，会导致血清肌酐浓度上升；
与皮质激素或替可克肽同用，会降低此药药理作用；非甾体类消炎镇痛
药会降低此药的利钠作用；与拟交感药同用，降压功效会减弱；此药能
够降低口服抗凝药的抗凝血功效；与下列药物合用的时候会引发心律失
常：阿司咪唑、卤泛群、苄普地尔、红霉素（静脉给药）、喷他脒、舒
托必利、特非那定、长春胺。

最新的降压药物都有哪些

随着高血压患者人数的增多，人们对高血压疾病重视程度的提高，
以及科学技术的日益发展，降压药物也在不断更新。下面就来为大家介
绍一下近些年来用于治疗高血压的降压新药的种类：

一、群多普利拉

群多普利拉是非巯基血管紧张素转化酶抑制剂，结构和依那普利相
似。此药是前体药，通过肝脏经水解代谢为群多普利酸，进而发挥其作
用。正常血压和高血压个体单次口服此药不少于 2 毫克，给药 2 ~ 4 小
时内可以抑制血管紧张素转化酶活性的 85% ~ 100%，进而提升血浆水

平，降低血浆醛固酮水平。此药在肝脏中水解，转化成活性二酸。

群多普利拉的生物利用率是 40% ~ 60%，说明群多普利拉能够被充分吸收。排泄物是本品和群多普利酸和葡萄糖醛酸结合物及无活性的二酮哌嗪衍生物。此药单次服用剂量 2 毫克就可以获得降压功效。坚持每天服用此药 2 ~ 4 毫克，抗高血压效果就能够维持 12 个月，此药非常适合动脉高血压患者。

二、莫昔普利

此药是不含巯基的脂类化合物，能够提高血浆肾素活性，降低血浆醛固酮含量，缓和血管收缩，进而发挥出整体抗高血压之功。莫昔普利吸收之后迅速脱脂成为莫昔普利酸，服药 3 ~ 4 小时后出现血药高峰，药物半衰期是 9.8 小时，每天服药 1 次就可以了。此药主要通过肾脏排泄。此药可单独服用，也可和利尿剂或钙拮抗剂联合应用。其常见副作用包括干咳、头痛、晕眩、疲惫、潮红、红疹等。存在血管水肿病史的患者，妊娠期、哺乳期患者禁用此药。

三、西尼地平

此药能够通过 L 型钙通道长时间抑制钙内流，还可长时间扩张血管。研究表明，此药通过抑制 ATP 作用迅速可逆地抑制交感神经递质传递。此药还可抑制钙离子释放，进而降低血管紧张。此药具有清除超氧化自由基、抗氧化、抗动脉粥样硬化的特点，非常适合轻、中度原发性高血压患者服用。

四、替利洛尔

此药可持续性交感神经 β 受体阻断作用、钾离子通道开放作用引发的末梢血管扩张作用、内源性交感神经刺激作用、膜稳定作用。替利洛尔适合轻、中度高血压、心绞痛患者服用。支气管哮喘、糖尿病酮中毒患者，代谢性酸中毒患者、心源性休克患者、高血压引发的右心功能不全患者要禁用此药。

五、螺普利

属于非巯基血管转换酶抑制剂的前体药物，口服吸收后能够转换成具有药理特性的螺普利酸，进而发挥出降压功效。螺普利被代谢成活性二羧酸形式螺普利酸的时候，会发挥出强大的血管紧张素转化酶抑制剂的抑制作用。螺旋普利通过直接抑制血管紧张素转化酶抑制剂活性，还可以降低高血压、充血性心力衰竭患者的血管阻力，显著减少左室后壁厚度。口服螺普利的平均生物利率为 50%。螺普利进入人体之后可以迅速转化成具有生物活性的二羧酸代谢产物螺普利酸，而这种物质的最大浓度能够持续 1.8 ~ 3 小时。此药物主要通过肝、肾双重机制代谢。适合中、重度原发性高血压患者服用。此药物的不良反应包括眩晕、头痛、疲乏。严重肾衰患者不宜服用此药。

现在，抗高血压的药物正向着高效、速效、长效和毒性小、副作用小、剂量小的方向发展，美国和德国等发达国家已经研发出了抗高血压药物的缓释制剂、控释制剂和靶向制剂。

其中，缓释制剂为按一级速率释放的药物，也就是释放药量按时间进行，先多后少；控释制剂为按 0 级速率释放的药物，也就是恒速释放药物，血药的浓度更加平稳，波动范围更小一些；靶向制剂不但具有缓释制剂、控释制剂的优点，还能够进一步控制药物作用方向，将药物聚集到病变部位，增强药物疗效，降低药物对其他组织的副作用。

现在在市面上能够买到的抗高血压药物的缓释制剂包括硝苯地平缓释片、普萘洛尔缓释胶囊等；控释制剂包括硝苯地平控释片、尼卡地平徐放剂等。

常用降压药物对心血管的作用

临床上治疗高血压的常用药物包括四大类：利尿剂、β 受体阻滞剂、钙拮抗剂、血管紧张素转换酶抑制剂。那么这些降压药物对心血管的作用都有哪些呢？

一、利尿剂

利尿剂可以降低少血液循环血容量、心脏充盈压力。通常情况下，患有高血压、充血性心力衰竭的患者会表现出左心室充盈压力上升，这个时候可以服用利尿剂，能够显著改善心脏工作状况。但是利尿剂会刺激交感神经系统，进而增加儿茶酚胺的分泌量，因此虽然可以降血压，但不能够减退左心室肥厚。近年来临床观察发现，应用利尿剂可以显著降低脑卒中发生率，但冠心病的发生率、死亡率却没有降低，因此，有的学者认为利尿剂不能作为第一阶段唯一药品。

二、钙拮抗剂

钙拮抗剂的类型很多。其中，二氢吡啶衍生物，具有扩张动脉的作用，主要作用在外周血管，很少作用在心肌，能够显著降低外周阻力，激活交感神经系统代偿性，进而引发心动过速。这种反射性激活作用，主要出现在临床治疗初期，之后会逐渐消失。维拉帕米类药物的血管系统的特异性较差，对心脏钙通道阻断性较强，用药后出现血管扩张作用，并且会引起代偿性交感神经活性上升，但是对心脏反射性较低。

钙拮抗剂适合老年人或伴随冠心病的高血压患者服用。它的副作用为促进心肌缺血负性肌力，促进心律失常、出血、明显的低血压效应等。

三、β 受体阻滞剂

β 受体阻滞剂可降低交感神经驱动心脏的功能，它的负性肌力作用有个体差异，存在心力衰竭和运动量大的时候需要交感神经驱动力，存在进展性心衰的老年高血压患者、参加激烈体育锻炼或比赛的年轻高血压患者，不宜服用此药。虽然 β 受体治疗初期外周血管阻力会增强，但是会随着治疗时间的延长，外周阻力逐渐降低，这可能是机体肾素分泌量下降，由于突触前 β 受体阻断而使得外周神经末梢释放去甲肾上腺素、血管紧张素的量减少。

β 受体阻滞剂适合陈旧性心肌梗死、心绞痛、心律失常患者服用，哮喘、慢性阻塞性肺病、病窦综合征等患者不宜服用此药。

四、血管紧张素转换酶抑制剂（ACEI）

血管紧张素转换酶抑制剂可降低强有力的血管收缩剂—血管紧张素Ⅱ生成，能够降低外周血管阻力。此类药物不但不能激活交感神经系统，也不会影响心率。血管紧张素转换酶抑制剂对心脏健康的高血压病人的心排量几乎没有影响。通过降低由于不适当的肾素—血管紧张素Ⅱ系统的激活引发的外周阻力上升改善正在衰竭的心肌工作。正是因为此类药物有上述特点，所以它适合于高、低、正常肾素水平的高血压患者服用。

降压药物的联合应用

到目前为止，服用降压药仍旧是治疗高血压最基本、最有效的方法。但是，很多高血压患者都遇到了这样一个问题，就是单单服用某种降压药的时候效果不佳，而且副作用较大。为了解决这个问题，医生们常常会建议患者联合两种或两种以上的药物控制病情。那么降压药的联合应用都有哪些好处呢？

临床研究发现，将作用机制不同的降压药联合应用，不但能够获得良好的降压功效，还能够保护靶器官免受损伤、降低各种降压药的用量和毒副作用。比如，利尿剂（克尿噻或双氢克尿噻）和β-受体阻滞剂（心得安或美多心安等）联合应用，不但能够增强其降压效果，还可降低利尿剂引发的低血钾症，所以，此药能够预防低血钾引发的严重室性心律失常；β受体阻滞剂（如心得安、氨酰心安等）会降低心率，而这种副作用可以同长压啶增快心率的副作用抵消，进而保持心率的正常；利尿剂和钙拮抗剂（硝苯地平、尼群地平、异搏定等）同用，不但能够增强降压功效，还能够减少钙拮抗剂导致的水钠潴留的发生。

那么，高血压患者应当如何联合使用降压药呢？下面就来为大家简单介绍一下：

1. 转换酶抑制剂和小剂量利尿剂联合应用。将转换酶抑制剂和小剂量利尿剂联合应用能够显著降压。并且，转换酶抑制剂还能够减轻利尿剂双氢克尿噻导致的低血钾作用。提醒患者注意与保钾利尿剂联合使用的时候要严防高血钾的出现。

2. 利尿剂和β受体阻滞剂联合应用。利尿剂和β受体阻滞剂联合应用的时候，β 受体阻滞剂自身的降压功效不会被削弱，同时还能够减弱利尿剂对肾素系统的激活，预防或减少利尿剂导致低血钾诱发的心律失常。利尿剂和 β 受体阻滞剂都会干扰糖类、脂肪的代谢过程，容易诱发血糖和血脂的上升。

3. 利尿剂和钙拮抗剂联合应用。利尿剂和钙拮抗剂联合应用能够抵消钙拮抗剂导致的水钠潴留，进而增强降压之功。

4. 利尿剂和 α - 受体阻滞剂联合应用。利尿剂和 α - 受体阻滞剂联合应用能够增强降压功效，利尿剂可消除 α - 受体阻滞剂的多种不良反应，如呱唑嗪的钠水潴留反应。α - 受体阻滞剂能够逆转利尿剂对血脂产生的负面影响。但最初使用 α - 受体阻滞剂以前，最好停用 2 天利尿剂，开始的时候，两种药物不能联合应用，防止由于利尿剂的作用而引发低血容量，加重 α - 受体阻滞剂体位性低血压副作用。

5. 转换酶抑制剂和钙拮抗剂联合应用。转换酶抑制剂和钙拮抗剂联合应用能够通过各自不同的作用降低外周阻力，增加降压功效。

6. 钙拮抗剂和 β 受体阻滞剂联合应用。钙拮抗剂和 β 受体阻滞剂联合应用能够增强降压功效，减少各自副作用。β - 受体阻滞剂可消除钙拮抗剂导致的心率加快、心输出量上升的副作用；钙拮抗剂能够消除β 受体阻滞剂轻度增加外周阻力的作用。

7. β - 受体阻滞剂和血管扩张剂联合应用。β - 受体阻滞剂和血管扩张剂联合应用时，β - 受体阻滞剂能够降低血管扩张剂引发的心动过快，二者合用能够减弱各自副作用。

上面介绍的是正确的降压药的联合应用方法。但是降压药物的种类越来越多，很多人为了图省事而自行联合用药，由于不科学用药而引发严重后果的事件比比皆是，那么哪些降压药物合用的时候会产生副作用呢？

1. β - 受体阻滞剂和呱唑嗪合用。这两种降压药合用虽然能够协同降压，但两种药物一同使用容易引发体位性低血压，甚至晕厥。

2. β - 受体阻滞剂和可乐定合用。这两种降压药对外周血管阻力系统的作用相反，β - 受体阻滞剂能够减弱可乐定的降压功效，同时引发心动过缓。如果突然停用可乐定，继续服用 β - 受体阻滞剂，容易引发高血压反应和周围动脉缺血，这就是可乐定停药综合征。

3. β - 受体阻滞剂和利舍平或胍乙定合用。β - 受体阻滞剂和其中任何一种药物联合使用，都容易引发体位性低血压，加重心动过缓，合用的弊端多于好处。

4. 转换酶抑制剂和利尿剂合用。这两种药物合用，可能会由于利尿剂能够促进体液减少，增强转换酶抑制剂药效而引发降压过度。如，转换酶抑制剂和保钾利尿剂合用容易导致肾功能障碍恶化、出现高血钾症等。

5. β - 受体阻滞剂和钙拮抗剂合用尤其是戊脉胺等和 β 受体阻滞剂合用的时候，可能会抑制房室传导，进而引发传导阻滞。

6. 可乐定和甲基多巴合用。这两种药物合用的时候会增强中枢抑制作用，如嗜睡并加重心动过缓。

降压药物禁止与哪些药物合用

高血压患者出现感冒、发烧、头晕、头痛、失眠等疾病，出现这些疾病的时候，难免会应用一些与其对应的药物。但是高血压患者需要通过长期服用降压药来控制血压，此时就面临着一个问题，降压药物到底能不能和相应的、治疗其他疾病的药物合用呢？这个问题让很多高血压患者感到迷惑，下面就来为大家介绍一下降压药物不能和哪些药物合用。

一、β-受体阻滞剂

β-受体阻滞剂和抗糖尿病药物合用会诱发自发性贫血；和维拉帕米合用会加重心动过缓、房室传导阻滞，老年人、病态窦房结综合征患者、传导阻滞患者应当慎用或忌用；和茶碱、利多卡因或氯丙嗪合用，会提高后几种药物的血液浓度，进而引发相应副作用。

二、呋塞米利尿降压药

呋塞主利尿降压药和口服降糖药合用会影响降糖药疗效；和苯妥英钠合用会降低呋塞米作用；和20%甘露醇合用会导致急性肾衰。

三、转换酶抑制剂

转换酶抑制剂（如卡托普利、依那普利等）同丙磺舒合用，前者的排泄过程会受到影响，进而引发不良反应；和嘌呤酶合用会导致发热、关节肌肉疼痛等；和阿司匹林、吲哚美辛合用，前者的降压功效会受影响，进而提升潴钾反应。

四、钙拮抗剂

钙拮抗剂（如硝苯地平、尼莫地平等）和地高辛、苯妥英钠、茶碱、环孢素等合用后，后几种药物在血液中的浓度会上升，进而出现相应的后几种药物具有的副作用；和利福平合用会降低响钙拮抗剂的降压功效。钙拮抗剂或β受体阻滞剂和抗消化性溃疡药物西咪替丁合用，会推迟前两种降压药在肝脏中的代谢过程，可能会大幅度增强降压作用，进而引发降压过度。

五、利舍平

利血平和左旋多巴合用，二者会相互减弱对方的功效。

六、胍乙啶

胍乙啶不能和麻黄碱止咳剂、一些感冒中成药合用，因为这些药物都会阻碍前者的降压功效。

七、噻嗪类利尿降压药

噻嗪类利尿降压药和转换酶抑制剂合用会引发肾素—血管紧张素系统阻滞，进而引发过度降压，甚至休克；和吲哚美辛合用会降低降压药的功效；和磷霉素合用会损伤肾脏；和链霉素合用会加重链霉素耳毒作用；和利舍平、阿司匹林合用，会减弱利尿剂的降压、排钠之功。

篇二　高血压患者的日常保健及调节

1. 心宽病自去：心态与健康同在

情绪是影响血压的重要因素

现代人的生活中充满了忙碌、紧张，各种负面情绪也在众多无奈中变得频繁。焦躁、抑郁、烦闷等接踵而至。负面情绪不但会影响血压水平，还可能会诱发高血压。

专家提醒，工作的时候应当注意细节问题，有些工作，比如不能给人成就感、安全感，或是被动的工作等，都可能和血压有关。情绪波动，无论是大喜还是大悲，都可能导致血压暂时性升高，这是因为神经和精神因素会诱发高级神经紊乱，进而使得调节血压的自主神经中枢过度反应，血液里面的活性物质上升，如儿茶酚胺分泌量，小动脉出现痉挛收缩，引发血压上升。所以，即使是健康人，也应当懂得控制好自己的情绪，这对于高血压的防控来说非常重要。

那么为什么情绪激动的时候血压会上升，情绪平静的时候血压又会恢复到正常状态呢？因为情绪属于高级神经活动，情绪激动的时候，大脑皮质会作用延髓的心加速中枢、缩血管中枢，使得交感肾上腺系统活动明显加强，这个时候，交感神经末梢会释放神经介质——去甲肾上腺素，它是由肾上腺髓质分泌而得，之后进入血液之中，肾上腺素的分泌量会增大。在交感神经、肾上腺素共同作用下，心脏的收缩会变得更强、更快，心输出量加大；此外，身体大部分地方小血管会收缩，进而增大血管外周阻力。心输血量上升、外周阻力增大，血压便会上升。安静一段时间后，大脑皮质神经冲动会下降，交感肾上腺系统活动降低，血压便会降低。并且，血压上升的时候，会通过主动脉弓、颈动脉窦压力感受器反射恢复血压。

主动脉弓、颈动脉窦上的压力感受器能够感受到血压变化。正常的血压波动，对压力感受器会产生一定的刺激，神经冲动分别沿主动脉神经、窦神经传到延髓，调整心血管运动中枢紧张性，进而保持动脉血压相对恒定。一旦动脉血压升高，主动脉弓、颈动脉窦压力感受器就会感受到较强的神经冲动，传到延髓中枢的冲动增多，心抑制神经中枢紧张性就会上升，心加速中枢、缩血管中枢紧张性会降低，心交感神经、交感缩血管神经传出的冲动变弱，从心迷走神经传出来的冲动增加，心跳就会变慢，心输出量减少，外周阻力下降，血压便会恢复至正常。

性格与高血压之间的关系

在上一节中我们也提到，情绪会影响血压波动。生活中，我们也常常会看到一些人由于情绪波动而出现面色发红、发白、发青，甚至盛怒之下昏厥、卒中。那为什么有的事在某些人看来是小事一桩，而在另外一些人看来却不可饶恕呢？这和人的性格有着密切关系。

调查显示，个性过强，易激动，容易急躁，难以自控，过分自负，刻板固执，生性多疑，个性古怪，或压抑而且抱有敌意，有攻击倾向者，均容易导致体内代谢失调，生理功能紊乱，甚至会罹患高血压。有调查显示，这类人群占高血压组的 19.71%，从这里我们也能看出，这种极端内向型性格为高血压病的重要诱因。

那么为什么具有上述性格者容易出现高血压？

人的情绪在出现变化的时候，大脑皮质、丘脑下部的兴奋性会上升，体内经常会产生出一些特殊物质，如肾上腺素、儿茶酚胺、血管紧张素等，它们会引发血管痉挛，血压上升。

原发性高血压为生物因素、社会心理因素综合作用引发的疾病。某些心理研究者认为，人格决定人对环境的适应能力，高血压的发生也可以说成是身心系统不能适应外界环境所致。此外，人格特征影响着人对环境变化导致的反应。先是生理反应，不同的人生理反应也是不同的。有些人受到刺激的时候，生理反应迅速而持久；而有的人则缓慢而短暂。正是这种生理反应的不同，表现出了不同人格特征致病程度的不同。

还有就是心理反应，当个体受到紧张刺激之后，做出的主要心理反应为情绪变化，而人格特征是影响情绪变化反应的形式。不良刺激主要有悲哀、愤怒、忧郁等，若这些不良刺激长期存在，就会引发某些生理、生化指标处在高水平状态，导致某些器官承担负荷过大，甚至受损，久而久之就会引发器官衰竭，机体发病。

通过上面的叙述大家也能看出，不良情绪为高血压疾病的诱因之一，而性格特征为情绪的基础，所以，想要预防高血压，应当懂得改变自己的性格特点，懂得调节自己的情志，保持正常、健康的心理环境，纠正不良个性。

平稳血压，从平稳心态开始

人在受到威胁时会产生焦虑、愤怒的情绪，此时的心率会加速，血压会上升。如果情绪反应是暂时的，那么体内的生理、生化变化很快就能复原，身体健康不会受影响。

　　情绪为心理反应的重要表现形式，和疾病的发生关系密切，统计结果显示，现代人类疾病中一半以上为不良心态、恶劣情绪所致。长期焦虑、忧郁、精神紧张为高血压发病的重要因素。只有通过心理治疗才能达到最佳的治疗目的。

　　高血压和精神因素的关系密切，负面情绪不仅会导致高血压，还会影响高血压患者的治疗和康复，好情绪对高血压患者来说非常有益。所以，高血压的治疗过程中应当注意控制情绪，提高对情志疗法的重视程度。

　　生活中，每个人都会产生负面情绪，因为人的一生不会十全十美，总有一些事情让我们觉得生气、愤怒，存在负面情绪不可怕，关键是看你怎么处理负面情绪。研究发现，人在暴怒、激动的情况下，血压会迅速上升30毫米汞柱左右，长期精神紧张、情绪波动，大脑皮质功能紊乱，皮质下血管舒缩中枢的调节作用就会出现障碍，使得血管处在收缩状态，引发全身小动脉痉挛，进而引发高血压。

　　所以，不良情绪为高血压诱因之一，性格特征为这个诱因的重要因素。想要预防高血压的出现，一定要保持稳定的情绪，懂得控制自己的情绪。

　　如今这个时代，竞争随处可见，生活节奏紧张、迅速。工作和精神压力都非常大。尤其对于四十岁左右的中年人来说，上有老下有小，不但要顾家，还要在外奔波劳碌，因此，处在这个年龄阶段的人脾气是最不好的，容易焦虑、急躁。

　　长期精神压力过大、心情忧郁为导致高血压及其他慢性疾病的诱因之一。我们经常会听到这样的话：某人最近因为工作压力大，休息不好，高血压又犯了。

我们都知道，人到中年以后，血管会随着年龄的增长逐渐出现动脉硬化，可能会在几年、十几年，甚至几十年之后出现堵塞，但是，愤怒、焦虑、生气等负面情绪可以因为冠状动脉痉挛在1分钟之内完全闭塞。由此我们也能看出，心理因素对于身体健康的影响有多大。

那么有些人说了，谁想生气啊，可让你愤怒的事情就摆在眼前，怎么可能控制住情绪？下面就来为大家介绍几种控制情绪的方法。

1. 中医认为："怒伤肝，喜伤心，思伤脾，忧伤肺，恐伤肾。"尤其是高血压患者，更应当保持情绪的稳定，防止情绪大起大落，生活中的很多事情我们无力改变，关键是看我们怎样去对待这些事，很多时候，当时让我们伤心、难过、气愤的事情回过头再想时已经不觉得有什么了。应懂得变换角度看问题，调节自我意识。

2. 老年人应当懂得适当处理和儿孙、邻里等的人际关系，这样才能避免冲突，增强安全感，保持平和心态。

3. 老年人没事儿可以多出去遛遛弯，多参加集体活动，扭扭秧歌、跳跳广场舞，能够减少孤独感、失落感，提高自我价值，心胸也会变得更加宽广。

4. 少回忆往事，多看今朝，展望未来。经常回忆往事容易情绪波动，只有向前看才能感觉到自己活着的价值和意义，不但有助于心理健康，还能增添乐趣。

5. 出现情绪困扰的时候可以咨询心理医生，或找心理工作者做一些指导、治疗等。

6. 定期检查身体、合理用药，积极治疗高血压以及其他心脑血管疾病。

7. 适当运动。老年人经常散步、练气功，不但能够锻炼身体，增强身体免疫力，还能够愉悦身心。

放松，才能轻松

随着社会竞争的加剧，人们肩上的负担越来越重，很多人都会觉得精神疲惫，甚至引起躯体疲惫。英国的一项调查显示，容易紧张的人患病的可能性更大，因为人们长期处在紧张状态下，机体免疫力会降低。

放松精神为人体健康的重要因素之一，从古代开始，中国的养生专家们就非常重视这个问题，并且有"乐而忘忧，喜则气和"的说法，可见，乐观对于人体健康来说非常重要。乐观的心态能够调节精神，将不利于身体健康的负面精神因素摒弃，进而和畅气血、调达精神。气血和畅，才能生机勃勃，进而有益健康。

健康为人在心理和生理方面达到的完满状态。很多时候，心理因素同样会影响疾病状况。一个人对待自己、他人、社会的态度能够帮助他正确地对待自己，为自己的人生坐标定位，告诉自己不悲观、不骄傲，心态也会变得更加平和。一个心态平和的人是很难出现不良情绪的，即使出现不良情绪也能够很快将它控制、改变。

古人云："凡遇不如意事，试取其更甚者避之，心地自然清凉，此降火最速之剂。"也就是说，遇到不如意的事情，我们应该懂得如何让自己的心不去想不如意的事情，这是降火气最佳的方法。学着做个快活人，不要自寻烦恼。

现代科学研究发现，保持乐观心态对身体健康大有益处，生物学家巴甫洛夫认为，愉快能够让生活变得丰富多彩，让人更容易接受生活中的事情，不管是身体还是精神上的愉悦，都能够使身体健康。

身体条件和经济条件允许的话，可以经常去旅游、踏青，不但能够陶冶情操，还能够锻炼身心，增加身体和精神的"年轻态"。

心脑血管疾病患者通常不宜参加炒股、打麻将等可能会对精神产生强烈刺激的活动，对于情绪的控制不利，很可能会出现大喜、大悲、大怒等剧烈情绪波动，引发一系列悲剧。

下面就来为大家推荐一些缓解精神高度紧张的小窍门。

1. 手臂放松。将手臂自然垂直，放到身体两侧，双手离开身体 15 厘米左右，手掌向下，或将双手自然放到腹部，肘部贴到地面上，这个阶段的锻炼目的是为让手一直处在放松状态。

2. 呼吸节律。注意呼吸过程中腹部出现的变化。人在呼吸的过程中，腹部会微微隆起，而后慢慢收缩。此外，注意呼吸的过程中有没有非规律性变化，如某些特殊变化。这个阶段的锻炼能够帮助人学会注意呼吸节律。

3. 眼部放松。静坐或平躺，但是要全身放松，然后慢慢闭上双眼，眼球向左移动，这个时候能够感觉到眼睛左侧紧张，因为此时肌肉在横向拉扯眼球。数秒钟之后，回归至正常位置。1 分钟之后，向右转动眼球。

别让怒火轻易燃烧起来

高血压为常见的慢性疾病，药物和饮食均为控制高血压的好方法。当然了，高血压的治疗方法也非常重要，稳定情绪对降压有利，而怒火冲天对于高血压患者来说是非常危险的。

生活中，我们经常会听到有人这么说："高血压患者不能太激动。"由此我们也能看出，情绪和高血压之间有着直接关系，情绪不稳定容易对高血压患者产生危害。

　　记得有一年，朋友因某事和父亲顶了几句嘴，他的老父本身就患有高血压，生过气浑身抽搐，抽搐停止后，头痛剧烈。用血压计一测，老人家的血压很高，赶忙打电话给我，我让他给老人家口含一片硝苯地平，以降低血压。血压降下来之后，我又嘱咐他让老人吃些开胸顺气丸和芬必得缓解不良情绪和紧张的神经，并告诉他以后尽量不要惹老人家生气。

　　高血压患者在生活中难免会遇到不顺心的事情，应当将内心的愤怒采取适当的方法、在适当场合下释放出去，以平息内心之火气。高血压患者最好不要经常将愤怒压抑在心中，因为怒火会迫使血压上升，所以，高血压患者应当选择在适宜的时间采用适当方式将内心中的怒气释放出去。

　　像我那位朋友，老父亲本身就已心情不好，他却仍然火上浇油，老人怒气一上升，便引发血压波动。

　　高血压患者的家人应当时刻关注患者的健康状况、情绪等，而不是在一些不必要的事情上非要争出个是非来，高血压患者心里不舒服，怒气上升，容易导致患者的血压不稳定，甚至会加重病情。

　　高血压患者本身也应懂得调节自己的情绪，不能任由怒气的发出，尤其对于中老年人来说，很容易因为小事而想不开，怒火上升。并且，高血压患者怒火冲天极易导致脑溢血、脑卒中等。

　　记得有一年，楼上搬来一对夫妇，女的四十多岁，由于患有高血压，长期通过服药控制血压，那位女士和丈夫的感情不是很好，三天两头大吵大闹。一天，丈夫与妻子大吵一架后离开了家，等到丈夫气消回家之后，发现妻子已经倒在地上没了意识，立刻拨打了"120"，医生来到现场时急忙对那位女士施救，之后立刻赶到医院，经过一番紧张的抢救，那位女士总算脱离了危险。

后来和那位女士聊天才知道当时的情况有多危急，那位女士发病前与丈夫吵架引发血压升高，也没吃药，因此才导致了危险。她说，这次经历，她的老公也吓得不轻，因为当时的她两瞳孔大小不等，失去了意识，而且大小便失禁，最后确诊为脑出血。从那之后，那对夫妻很少争吵了，毕竟，与生命相比，生活中那些鸡毛蒜皮的小事根本算不得什么。

提醒患者，平时应当时常测量血压，经常服用降压药，同时保持身心愉快，半年或一年要做一次全面的检查，包括化验、B超、心电图等。平时可多吃果蔬，少吃油腻食物。患者本人及其家属应当时刻注意情绪的变化，尽量不要生气，以免发生意外。

让压力小一点，抑郁少一点

我们都知道，高血压和糖尿病一样，一旦患上，将为终身性疾病，不但如此，疾病本身还可能会引发一系列慢性疾病。

很多人在得知自己患上高血压之后会产生恐慌，开始情绪低落，意志消沉，认为自己非常不幸，进而在精神上不能振作起来，病人将持续处在低迷状态。常常表现出悲伤、悲观，甚至绝望、抑郁。

高血压患者应当早些摆脱抑郁等不良情绪，用积极的心态去面对疾病，才能更好地控制疾病。

研究发现，高血压患者更容易患抑郁症，并且患上抑郁症的患者很难通过药物控制血压。研究人员对50名高血压患者进行调查，让他们用同种药物控制血压，连续3天，平均每4小时测量一次血压，结果发现，通过药物不能控制血压的患者患抑郁症的概率为通过药物能够有效控制血压患者的 6 倍之多。从这个研究结果中我们也能看出，抑郁症严重威胁着高血压患者的健康。

下面为大家介绍几种预防抑郁的方法：

一、缓解压力

现代人的生活、生存压力都比较大，很多时候被压力所迫，甚至常常觉得呼吸困难，因此，一定要懂得为自己"解压"，遇到不顺心的事情可以和周围的人说说，很多时候，不开心的事情在周围人的劝导下也就变得没什么了。

尽量不给自己设立过高的目标，尽量不接受过于艰巨的任务。将过大的目标分割成小的、容易控制的步骤，这样执行起来就比较容易了。善于向他人求助，懂得接受别人的帮助，告诉别人你的需要。日常不要总记挂工作或家庭中的事情，懂得享受快乐，善待自己，不时地认可自己取得的成绩。不妨将时间节约出来，用在锻炼和沟通上，尽量少忧虑。

二、锻炼解压

锻炼能够让患者将注意力集中到身体上，这样就可以将患者从悲观的情绪里面解脱出来。并且，锻炼的时候，身体中能够释放出某种化学物质，作用在大脑上，具有鼓舞、激励作用，能够缓解患者情绪。在众多有氧运动中，最简单的运动方法为每周至少 3 次、每次半小时的快步走动。

三、纠正饮食习惯

懂得均衡饮食，尽量增加富含蛋白质的食物的摄入。平时尽量少食多餐，避免暴饮暴食，偶尔可以适当吃些巧克力、甜点，但不宜过量食用甜腻食物。禁止借酒消愁，虽然饮酒能暂时放松身心，但也会抑制中枢神经系统，进而加重抑郁。限制饮用咖啡，过量饮用咖啡会增加患者忧郁感。

四、保证睡眠充足

通常情况下，睡眠的时间不能低于 7 小时。并且，定期沉思、静坐对于自我放松、解除抑郁都是有帮助的。

五、经常进行户外运动

高血压患者经常进行户外运动，呼吸新鲜的空气、阳光接触，心情就会变得更加乐观，精神状态也会更好，运动起来更带劲儿。每天抽出半小时的时间到户外散心，接受阳光的照射，能够增加血清素分泌。可以通过散步锻炼身体，因为散步不需要特殊运动器材，操作起来更简便。

写写画画，让心更静一些

书法绘画是很多中老年人喜欢的业余活动。书画疗法，就是指通过练习、欣赏书法以及绘画达到治病目的的自然疗法。书画疗法的养生治病之功包含在各个方面，如舒心养性、宁心安神、健脑益智、延年益寿等，对高血压疾病的防治是非常有好处的。

据报道，以高血压作为指标，然后将长期练习书画的人和初学书画的人进行对照观察，结果显示，二者的血压都出现了下降趋势，但是长期练习书画的人降压的程度更大些。

实际上，并不是说书画本身能够降血压，而是在绘画、写字的过程中能够调节情绪、疏肝理气、平肝潜阳。当人们挥笔或是欣赏书画之时，心情就会变得豁达，尘世间的繁杂之事就会逐渐被排除，能够达到恬淡无疑的境界，心境会变得非常淡泊，进而使得郁结的肝气被疏解，而上亢的肝阳和上升的血压能够下降。

书画疗法可分为书画练习和书画欣赏两种方式，而其具体内容又分成了书法和绘画两类。其中，如草书、隶书、楷书等，用中国传统的毛笔书写称作软笔书法，而用钢笔、圆珠笔等称作硬笔书法。绘画主要是指中国传统的国画，包括人物画、山水画、虫鱼画、花卉画等。

上述两种艺术形式都非常适合高血压患者，可以根据自己的喜好选择自己喜欢的方式方法。但是，书画疗法之中还有几点注意事项需要提醒大家。

1. 虽然书画疗法对于舒缓心情和精神以及降血压等均有一定的好处，但是要注意，每次书画的时间都不宜过长，通常每天 1~2 次即可，每次时间在半小时到一小时为宜，还要注意平稳心态，不能操之过急。

2. 运笔书写、绘画的过程中尽量做到心神安定。有些患者喜欢与人攀比，尤其是老年人，攀比之心甚强，可能会在练习书法或绘画的过程中产生出与他人攀比的心态，岂不知，这样的心态不利于血压的控制，也有悖于练习书画的初衷。

3. 通过此法治疗高血压并非一朝一夕就能起效，还需常年坚持，拥有锲而不舍的精神。有些高血压患者最初听说书画可以稳定血压、缓解病情的时候对书画还有些激情，但是经过几天的练习之后发现自己仍然提不起对书画的兴趣，并且还要继续服用降压药，如此，也就对书画降压不抱希望，三天打鱼两天晒网，那之前所做的一切也都白费了。

听听音乐，缓缓情绪

音乐能够陶冶人的情操，调节人的心情。优美动听的旋律不但可以陶冶人的性情，还能保持良好的情绪，对于疾病的防治和患者的身体健康来说都有好处。

研究表明，欢快的旋律能够增强肌肉张力，振奋人的精神；柔和的旋律能够平稳人的呼吸，具有镇静安神之功；而优美的音乐能够缓解人的精神，帮助人体放松，让人产生轻松愉快之感。由此可以看出，音乐的确能够调节人的情感。

音乐和人的生活有着密切的关系，早在《黄帝内经》中就有记载，认为人的五脏和五音（宫、商、角、徵、羽）、七情之间有着对应关系，而且对五音疗疾进行了系统论述。

高血压患者在紧张、痛苦、焦虑、抑郁等情绪刺激下血压会升高，而舒缓、悠扬、轻快的音乐能够缓解患者紧张的情绪，使得患者逐渐恢复到平静状态，进而缓解其自觉症状，以达到镇静降压目的。因此，高血压患者可以经常听些节奏舒缓、高雅悠扬、旋律优美的音乐。

那么高血压患者在进行音乐排忧过程中都应该注意哪些问题呢？

一、选择适合自己的曲子

每个人喜欢的曲子都是不同的，而不同的曲子对于不同的人来说保健功效也不同。高血压患者的情绪、心态不同，在音乐的选择上也会有差异。选择音乐的过程中不但要考虑到患者的文化程度、经济条件、经历、年龄，还应当考虑患者当时的心情，不宜长时间听一首曲子，防止久而生厌。

二、对症选择音乐

通常情况下，消除疲劳可以选择舒缓、轻快的音乐，如《红豆》《流年》等；如果心情低落、抑郁，可以选择激情高亢的音乐，如《春天来了》《苏格兰》《匈牙利的狂想曲》等；精神紧张，可以选择具有镇静安神之功的音乐，如《甜蜜蜜》《春江花月夜》等。

三、音乐疗法有讲究

选择用音乐疗法治疗躯体疾病或心理疾病的时候，施治的环境要安静而舒适，光线柔和，空气清新，必要的时候可以专门布置一下室内，以制造氛围，帮助患者更快进入到音乐的境界之中。

注意，进行音乐治疗的时候，音量不宜过大，听起来要舒适些，通常响度要控制在 60 分贝以下，每次治疗的时间都应在半小时左右，不能过长，并且要注意最好选择舒缓、轻快的音乐，摇滚乐、迪斯科等不宜选择。

2. 防患于未然：习惯决定疾病的发生与发展

细节决定血压

高血压并不可怕，可怕的是由于高血压引发各种并发症。有的人认为高血压并不可怕，也没有可值得顾虑的地方，直到心肌梗死、心力衰竭等急症出现的时候才知道高血压为健康的"杀手"。平时出现高血压和我们的生活方式之间关系密切，认识到二者之间的相互关系后，利于我们防治高血压。

高血压患者平时应当注意定期测量血压，很多高血压患者都习惯于通过自我感觉来判断血压高低，或者用自身感觉来决定药物用量等，常常忽视了高血压的定期检测，这样做对身体健康的危害是比较大的。高血压患者不定期检测血压，很可能会加重病情，甚至引发各种病症。

通常情况下，高血压患者血压升高的时候，常常会觉得浑身无力，头晕头痛，但是因为长期处在血压波动性较大或高血压状况下，患者便慢慢适应了高血压状态，头晕等症状就能够慢慢减轻。在这个时候，如果不借助血压定期检测结果指导用药，很容易在某些诱因下疾病发作，甚至出现肾、脑、心并发症，危及生命安全。实际上，高血压并不可怕，患者如果可以每隔一段时间检测一次血压水平，根据情况调整用药，就能够获得最佳的疗效，并且能够将血压控制到理想水平，避免出现意外。

血压的测量周期、时间应当根据个人情况来定，血压难以稳定，并且处在药物使用调整阶段的患者，每周最少测量一次血压。长期用药并且血压波动较小的患者，每个月最少测量一次血压，出现特殊情况的时候应当遵照医嘱，增加血压测量次数。定期测量血压，做好高血压患者血压监控工作，才可以最大限度降低高血压疾病为肌体带来的危害。

定期检测血压能够掌握血压动态变化，进而恰当地应用药物。高血压患者应当在医生指导下坚持服药，让血液接近到正常状态，保持稳定，减少高血压对肌体产生的伤害。用药无规律、随意停药，血压就会忽高忽低，血管所承受的压力就会不稳定，引发脑出血等病症。当然了，服药量不能任意增大，否则会导致血压迅速降低，大脑血流量不足，并且伴随着头晕、乏力等症，甚至出现缺血性脑损害。

研究表明，安静能够增强人体健康，延长人的寿命。安静的生活、居住环境为日本人长寿的秘诀。现代的中国人中，尤其是年轻人，不断地为自己和他人制造浮躁、喧哗的环境，身体素质日趋变差，所以，我们应当克制自己内心的浮躁情绪，营造出安静环境，爱护自己和他人，保持身体健康、延长寿命。

在我们当中，很多人都认为心肌梗死、脑卒中为突发症状，几乎所有的心肌梗死、脑卒中的发生都并非突然出现，而是全身动脉粥样硬化慢慢出现导致的结果。高血压、高血脂患者更应当规范生活规律和作息时间，在生活起居方面要注意以下几方面：

定时作息、生活要有规律，按时起床、进食、活动、入睡等，按照生物钟的节奏作息、活动，利于身体健康和预防高血压并发症的出现。自然界中的每种生物都有其活动节律，人的生理活动也要根据生物周期和规律来运行，有高潮、有平潮、有低潮。而打破正常生物节律，就会引发疾病，加速衰老。健康长寿者的养生之道虽然不同，但是养生的规律却是相同的。

人生活在自然界中，因此与自然界变化息息相关，只有适应这些变化，按照季节增减衣物。居住的房子阳光要充足，能够防潮湿，空气应流通，周围最好种些花草树木。良好的卫生习惯能够增强身体健康，因此，患者平时应当注意好自身卫生情况。

并且，高血压患者平时应当戒烟限酒。所以吸烟是种不良嗜好，对身体危害很大，研究表明，烟草里面含有多种对人体有害的物质，吸烟能够引发多种疾病，香烟里面的尼古丁会导致血管痉挛、心跳加速，大量吸烟能够引发神经中枢功能失调，兴奋大脑皮质，进而引发血压上升。吸烟的时间过久、烟量过大的高血压患者脑卒中的发病率比不吸烟者高很多，所以，高血压患者要注意戒烟。

谈起吸烟就不得不说饮酒，少量饮酒可以扩张小动脉，略降血压，但总体上说，饮酒无度、经常饮酒会导致中枢神经兴奋或处在抑制状态，引发血压上升，心跳加速，容易导致脑卒中、心肌梗死等，诱发动脉粥样硬化。高血压患者过量饮酒会增大脑卒中危险。所以，高血压患者应当少饮酒、慎饮酒，甚至戒酒。

平时高血压患者还要节制性欲。有节制的性生活可以让人心情愉快、精神饱满；过度性生活容易导致疲乏无力、精神萎靡，时间过久会导致早衰。性生活的次数要根据个人生活来定，中年之后每周或数周一次。

每天保持好心情对于高血压患者的身体健康有利。紧张、生气、暴怒均会导致血压上升，全身的小血管会出现收缩，引起心肌耗氧量加大，心肌负荷增大，心率加速，容易在原本病变基础上加重病情，甚至引发脑出血、心肌梗死等。

高血压患者除了可以靠药物治疗，还应保持心理平衡，培养多方面兴趣，积极参加自己喜欢的业余爱好和活动，以缓解紧张情绪，开阔心胸，对于调解情绪、保持心理平衡都是非常有好处的。

有些高血压患者对高血压存在误区。在生活中应当及时纠正。

1. 血压升高即为高血压病，不良刺激容易导致血压上升，不一定是高血压所致，几天或更长时间连续测量 3 次血压都高出正常值，可以考虑是否患上高血压。

2. 凭感觉判断自身病情。自觉症状和病情轻重不一定平行，病情轻重应当以检查诊断结果为准，凭借自我感觉判断病情是不行的。

3. 血压降得越快越好。血压降得过快或过低患者会觉得头晕、乏力，还能够引发脑血栓等。降压原则应当缓慢、持久、适应。

4. 绝对严格限制饮食。高血压患者应当限制饮食，但不能绝对严格限制饮食，可以适当降低高脂肪食物的摄入量，增加蔬菜、水果等低热量食物的摄入，减少食盐的摄入。

5. 保护血管就可降压。有的人认为服用维生素 C、维生素 E、脉通等保护血管药就可以免服降压药物，这种观念是错误的，因为只有合理降压，才可以有效保护血管。

正确的喝水，喝正确的水

水具有非常好的利尿之功，能够帮助人体排出体内多余钠盐，进而达到降压之功，高血压患者只要掌握正确的喝水方法，喝正确的水，就能够达到很好的降压目的。那究竟应该怎样喝水才好呢？

一、水温要适宜

高血压患者不宜喝凉水，因为太凉的水会刺激胃肠道血管，使得血管收缩，进而引发心脑血管收缩，导致心脑供血不足。但也不是说高血压患者就可以喝太热的水，因为水温过热，容易损害消化道黏膜、加速血液循环，进而加重心脏负担。

二、饮水要有度

高血压患者通常不可一次喝大量水，因为这样做水分会迅速进入血液，引发血压上升。并且，血液里面的水分会迅速进入人体细胞，使得细胞出现肿胀，颅内压上升，器官功能受损，进而出现一系列症状，如恶心、呕吐、头晕，甚至水中毒。

三、多次而少饮

喝水最好采取多次少饮之法。可睡前半小时或半夜醒来或清晨起床的时候喝上少量温开水，大概120毫升左右即可。

四、补充矿物质

高血压患者进行运动或体力劳动之后在为身体补水的同时还应当补充适量盐分，此时尽量不要喝纯净水，可以喝些矿物质水，此类水中富含矿物质。还可喝些茶水，因为茶水中矿物质含量丰富，但是要注意，最好喝些清茶或淡茶，而不应喝浓茶。茶水里面含有咖啡因，喝浓茶会导致血压收缩，加快心率，心肌耗氧量也会上升，进而引发心慌、胸闷、气短等，甚至是心绞痛。

高血压患者平时应尽量避免喝高糖饮料、碳酸饮料、咖啡饮料等，可以喝些温开水、各种现榨果汁。因为高糖饮料、碳酸饮料、咖啡饮料中热量较高，摄入过多不利于血压的控制，容易引发血压上升，并且，咖啡饮料中富含咖啡因，可能会加重高血压病情。

而现榨果汁中富含矿物质、维生素、纤维素等，适量饮用不但能够帮助高血压患者补充身体内缺失的水分，还能够补充营养、润肠通便，利于高血压病情的控制。

此外，还要提醒高血压患者，每次喝汤的时候，最好不要喝肉汤、鸡汤和鱼汤等，可以适量喝些青菜汤、紫菜汤等，因为肉汤中脂肪含量较高，不利于血压的控制，虽然营养价值较高，但仍旧不适合高血压患者享用。而青菜汤营养丰富、清淡可口，对于血压的控制有帮助。

体重控制好，身体才会好

观察力较强的人都能看出，高血压患者要比普通人的身体肥胖些，似乎高血压与肥胖有着密切的关系。虽然高血压患者不一定会肥胖，但肥胖却为高血压的发病原因之一。高血压伴随着肥胖的患者通过适当减肥能够降血压，减缓头痛、水肿等，还能够缓解蛋白尿和呼吸困难等症，所以，高血压患者应当充分认识超重、肥胖的危害，同时配合医生控制体重。

超重和肥胖指标为体质指数，体重（千克）除以身高（米）的平方即为体质指数。不但肥胖为高血压的诱因，心性肥胖或腹部脂肪堆积对于高血压发病的危险更大。衡量腹部肥胖最好的指标为腰围，也就是通过髂骨嵴最上缘与身体两侧肋骨弓最下缘间中点位置水平周径。以中国人的体型推算，体质指数 24～27.9 即为超重，达到或超过 28 即为肥胖。女性腰围超出 80 厘米，男性腰围超出 85 厘米即为向心性肥胖。

分析结果显示，高血压的患病率会随着体质指数的上升而上升，比如，腰围为 85 厘米的男性高血压患病率为 30%，腰围 70 厘米的男性高血压患病率为 15%，不但高血压患病率，并且血脂异常率与糖尿病患病患也会随着体质指数的上升而上升。研究表明，肥胖、超重不但会增加高血压的患病率，还会增加心血管疾病的发生危险。

肥胖容易诱发高血压可能为胰岛素抵抗或高胰岛素血症所致，作用在交感神经系统，血管阻力加大，引发血压上升。观察显示，年轻者肥胖引发高血压的可能性更大。

既然肥胖会引发或加重高血压，那么应当如何控制体重呢？

首先，要判断自己是否超重，超重、肥胖虽然有遗传背景，但多数与不合理的生活方式关系密切，虽然多为遗传因素所致，但只要预防得当，就能够避免超重肥胖和与之相关的疾病。研究表明，减轻体重本身就可以降血压，还能够减少降压药的服用剂量，甚至能够停用降压药，仍旧保持血液在正常范围。

其次，肥胖者应当多进行运动锻炼，利于减肥。运动锻炼应当同将体力活动、日常生活结合在一起，比如，平时可以在办公室内伸伸腿、在椅子上伸伸懒，用爬楼梯代替乘电梯等。

最后，提醒高血压患者应当合理安排自己的膳食，尽量少油腻，多清淡，能够有效防控超重、肥胖。通常情况下，轻度肥胖者大可不必过分严格控制三餐进食量，但应当避免额外食物的摄入，比如糖果、点心、含糖饮料等，并且注意适当增加劳动量、体育活动，最好每月都能减掉0.5~1千克体重，直至体重恢复到正常状态。

中度以上超重肥胖的患者要严格控制饮食，除了要尽量避免高热量食物的摄入，还应当减少饮食量，可以每天减少主食的摄入量，食量较大的患者应当尽量避免吃肥肉、高糖食物、干果等。多吃果蔬，既能够充饥，还能够为人体提供充足的无机盐、维生素，同时调整体重。

在此提醒患者，控制饮食的过程中应当秉承循序渐进的原则，不能急于求成，否则可能会引发营养不良、四肢无力等不适，进而使得患者更加不愿意运动，不但不能有效减肥，还可能会增加体重。所以，减少主食的过程中应当适量增加优质蛋白质的摄入，在减肥的过程中为身体补足营养。

宽松着装，身宽心更宽

可能有人看到这个标题的时候会觉得有些匪夷所思，难道高血压患者病情与着装也有关系？

可能很少有高血压患者能够将着装和高血压病情联系起来，认为它们之间肯定没有关系，岂不知，如果高血压患者穿戴衣帽的方法不正确，同样会导致血压升高，所以，日常生活中，高血压患者还应当注意自己的衣着。

高血压疾病和动脉硬化症经常会伴随发生，并且，动脉粥样硬化可能会涉及全身，其病理反应也为全身性的。就拿手臂动脉硬化来说，其动脉粥样硬化的时候血管腔狭窄，如果这个时候穿着袖口较紧的衣服，或者带着较紧的腕表，都会进一步增加腰部以下血流阻力。无论是衣裤还是首饰，都是宜松不宜紧的，以舒适为度。

有些人喜欢将衣服的扣子扣很紧，以显示出自己的威严，实际上，高血压患者不宜这样穿衣服，对病情不利，会压迫颈静脉，导致脑血管供血不足，引发脑细胞缺血、缺氧，出现意外，高血压患者的领口最好不要经常扣上，应当尽量减少戴领带的次数，保持颈部宽松，利于大脑血液循环。

高血压患者平时穿衣服的时候，注意保暖的同时还应选择宽松、轻便的衣服。如果衣服过紧过硬，血液循环就会出现障碍，对病情不利。

高血压患者怕受寒，尤其是头部，在受到寒冷刺激的时候会导致血管收缩，引发血压上升，所以，出门的时候应当戴上柔软、轻便、温暖的帽子，如果帽子过小，紧紧地裹在头上，会影响头部血压循环，引发血压波动。

颈部有人体血压控制器颈动脉窦，如果领带或领子系得非常紧，会对颈动脉窦产生压迫，导致血压骤然下降，甚至会引发晕厥，猝死。所以，心血管病患者的衣服领子也不可过紧或过硬。

心血管疾病患者裤带不能扎得太紧，会影响腹部以下血流，加重腹部负荷，引发血压上升。因此，心血管疾病患者，尤其腹部肥胖或病情较重的患者，应当穿背带裤，午睡的时候，应当将裤带解开，用餐的过程中裤子也应当放松一些。

心血管疾病患者应当选择轻便、保暖功能较高的棉袜或毛袜，袜子的口应当松些，若袜子口过紧会阻碍小腿、腿部血液循环，此外，患者应当选择稍微大些、轻便、保暖的布鞋，小而重的鞋会妨碍脚部血液循环。

高血压多发生在老年人身上，所以，老年患者的裤带应当松些，所穿的鞋子应当松些，衣服领子也应当松些。若遇到必须打领结的情况，领结也应打得宽松些，对高血压患者来说，关乎身体健康的任何细节都不应当放过，因为任何因素都有可能导致血压升高。

健康排便也能降压

排便的时候，粪便会刺激直肠壁上的感觉器，传入冲动，通过盆神经、腹下神经至脊髓腰骶段初级排便中枢，上传至大脑皮层，进而出现便意，皮层发出下行冲动至脊髓初级排便中枢，传出冲动，经过盆神经，进而引发降结肠、乙状结肠、直肠收缩，肛门括约肌舒张，大便就能够顺利排出。排便的过程中，腹肌、膈肌会收缩，增加腹内压，促进排便。

外周血管阻力由腹腔、骨骼肌阻力血管口径改变引发，腹中压力增大，腹腔内阻力血管受到压迫，口径变小，外周阻力上升，就会引发血压上升。如果深吸气之后屏气用力排便，深吸气的时候腹腔负压会上升到最高，肺容血量会增至 1 000 毫升，之后屏气，屏气的时候最大血容量的肺中血液、淋巴液会回流至左心房一部分，增大前负荷；并且，深吸气的时候，膈肌收缩会向下移动，腹腔空间减小，腹内压上升，使得血压明显上升。

如果采用的是蹲位排便，屏气的时候收缩压和舒张压都会比坐位的时候高。高血压患者的心脏处在高工作状态，心肌耗氧量会随血压和心脏工作的增强而成比例增高，所以，由于排便而猝死的人不在少数。如果冠状动脉粥样硬化斑块破裂，容易出现急性心肌梗死。脑血管病患者很可能由于血压上升超出脑血管壁调节能力而出现脑出血。

排便过程中屏气用力为脑出血的常见诱因。高血压患者排便的时候最好采用坐便，这样能够持久排便，蹲位更容易疲劳。

在中老年高血压患者中，绝大多数都存在便秘症状，便秘本身对身体健康的危害就比较大，所以应当增加膳食纤维的摄入，以润肠通便，千万不能将便秘看成是小事，平时多喝些水，多吃果蔬，可以适量食用蜂蜜，利于肠道蠕动，避免便干便燥。必要的时候可服用适量麻仁丸、通便灵胶囊、复方芦荟胶囊等。大便过于干燥，可取 1 ~ 2 支开塞露挤入肛门中。

清晨起来的时候喝上一大杯温开水，坚持这个习惯能够达到润肠的目的。并且，临睡前按摩腹部 100 次，之后用示指按摩关元穴（位于肚脐下 3 寸），沿着顺时针的方向按摩 100 下。每天坚持这两种按摩方法，就能够在一定程度上防治便秘。

睡眠有保障，血压才稳定

前面我们也提到了，好习惯对于高血压病患者病情的控制非常重要，在这一节，就专门将睡眠对高血压的影响拿出来详细说一下。

高血压疾病对老年人的危害非常大，很多老年人因为高血压而出现脑卒中，严重威胁到患者的生命安全。所以，高血压患者一定要安排好自己的睡眠，创造出利于睡眠的条件。

高血压的诱因很多，研究表明，由于睡眠呼吸暂停综合征、睡眠缺氧导致的高血压占总高血压发病总人数的 30% ~ 50%。观察发现，睡眠缺氧会诱发二氧化碳浓度上升，血氧饱和度降低，引发交感活性上升，进而导致高血压，容易诱发急性心肌梗死、心脑血管意外、动脉硬化、猝死等，致残率也非常高。可能有人会问，什么是睡眠缺氧啊？睡眠缺氧的典型症状为打鼾，打鼾严重的时候会出现睡眠呼吸暂停症。长期打鼾应当提高重视，否则可能会诱发高血压。

睡眠如同阳光、空气和水那样，为人体不可缺少的生命过程。睡眠时间和人的寿命有关，平均每晚睡 7 个小时的人寿命最长，多数高血压患者的血压迟迟不降和失眠多梦、睡眠障碍之间有着密切关系。睡眠质量差，容易引发血压波动，而血压波动或血压上升又会影响睡眠质量，久而久之便形成了恶性循环，对健康的危害非常大。

有的人只在睡眠过程中血压下降，因此应当保持血液昼夜规律。睡眠质量不好，容易导致血压上升，增加心脑血管损害，而睡眠不足容易导致神经衰弱，植物性神经紊乱，烦躁不安、记忆力衰退、交感神经张力增加等，交感神经会导致血管收缩，进而引发血压上升。

规律生活，尽量杜绝夜生活，合理睡眠，能够让心情放松下来，让生活的压力降下来，让副交感神经的兴奋平静下来，还能够扩张血管，让血压降下来。

那么高血压患者怎样做才能让睡眠的质量变得更高呢？

一、晚餐少吃肉

很多老年高血压患者难以控制晚餐，毫无顾忌地大吃大喝，使得胃肠功能负担过重，进而影响睡眠质量，对于降压不利。老年人应当重视晚餐，不能贪食。晚餐吃七八分饱就可以了，而且应当以清淡饮食、汤羹、易消化的食物为主，不要担心晚上喝粥或饮水过多会导致多尿。进水量不足容易引发夜间血液黏稠，促进血栓形成。

二、心境要平和

人有七情六欲，任何一种感情的过激都容易使人难以入睡，甚至失眠，导致神经中枢兴奋或紊乱，所以，睡前应当尽量平稳情绪，避免大喜、大怒、大悲等。若因为情绪兴奋或精神紧张难以入眠，可采用仰卧姿势，用舌头舔下腭，然后将双手放到肚脐下面，放松周身。口中生津的时候，一定要将津液咽下，几分钟之后就能够进入到睡眠状态。

三、娱乐有节制

睡觉之前的娱乐活动不能过于激烈，应当坚持以娱乐为目的，最好不要参与有竞争性的娱乐活动。看电视、玩电脑的时间不能过长，也不宜看内容过于激烈的节目，会影响到睡眠状态。尤其是打麻将、打扑克等活动，更应当限制时间、控制情绪。

四、睡前要泡脚

应当养成睡前泡脚的好习惯，每天睡觉以前用温水泡脚，泡脚的过程中可以按摩双足足心，以促进血液循环，利于解除一天的疲劳。尽量少吃或不吃安眠药，最好自然入睡。更不能养成依赖安眠药睡觉的习惯。也可以睡前用温水洗澡，以扩张全身血管，帮助患者入睡。

五、起床要缓慢

清晨起床的时候不能过急，可以先躺在床上活动一下身体，伸个懒腰，让肌肉、血管平滑肌的张力得到恢复，以适应起床过程中体位的变化，防止起床过猛出现头晕。之后慢慢地坐起来，稍微活动活动上肢，随后下床活动，避免血压波动太大。

六、环境要温馨

睡眠的环境要温馨，空气湿度不能过大，也不可以过于干燥，不利于身体健康和睡眠。若空气里面的湿度太大，可打开窗户通通风，帮助调节室内的温度。如果空气过于干燥，可在地板上洒些水，或在室内安放加湿器调节空气温湿度。室内要安静，不能有噪音污染。室内的灯光不能太亮，防止刺激神经引发兴奋。室内的通风要好，以确保空气里面氧气的含量，室内温度保持在 18～22℃，让人感到舒服一些。

节日聚餐，切勿大吃大喝

节假日时，亲友们难免会聚在一起大吃大喝。并且，节假日期间人们容易兴奋、激动，休息的时间会大大减少，这会导致人体中儿茶酚胺的量增加，引发血压上升，全身动脉收缩，进而引发脑出血等并发症。

所以，即使是欢庆之日，我们也还是应当懂得劳逸结合，注意休息，保证充足的睡眠，并且要注意喜乐有度，控制好自己的情绪，防止情绪过于激动，引发血压上升，加重病情。

节日聚餐的过程中难免会饮酒，吃油腻之物，岂不知，这样的饮食对高血压病情的控制也是不利的，因为饱餐会导致腹部饱胀，引发膈肌升高，进而影响到心脏的正常活动。进食大量的脂肪食物会导致血脂升高。而过量饮酒会导致血压上升和交感神经兴奋，同时反射性地引发冠状动脉痉挛，降低心肌供血量，进而诱发脑出血、心肌梗死。

那么高血压患者在节日期间应当如何做好保健工作，在享受快乐的同时不对身体健康产生威胁呢？下面就来详细地介绍一下。

1. 高血压患者在节假日期间要避免严重刺激，同时做好防寒保暖工作。饮食上适当增加营养丰富、产热量高的食物的摄入，如鸡肉、鱼类、瘦肉、豆制品等，尽量避免吃油腻食物，戒烟限酒，同时适当增加高纤维食物的摄入，以保持大便畅通。此外还要注意，大便的过程中不能憋气使劲。

2. 控制好情绪，尽量避免大喜或者盛怒。

3. 坚持服用降压药，不能因为节日的兴奋或节日饮食而忘记服药或不遵守服药时间，容易引起血压波动。

4. 冬季容易出现咽喉炎、流感、鼻炎、气管炎等，要注意积极预防、治疗。

5. 节日聚会期间应当会比较忙，所以要防止过度疲劳。

6. 节日聚餐的时候不能吃得过饱，容易导致急性胰腺炎、胃肠炎等，并且容易诱发卒中。

7. 老年人的肝脏解毒功能变弱，暴饮暴食很容易导致废物在体内的残留。

8. 节日聚餐的过程中应当注意荤素的搭配，大鱼大肉摆满桌面也应抵挡住诱惑，饮食还应定时定量，不能吃的过饱，最好不要饮酒，更不能醉酒。

9. 节日期间，尤其是春节，患者要做好保暖工作，因为寒冷刺激会诱发血管收缩，血压上升，并且会反射性引发冠状动脉痉挛，加重心肌缺血，进而出现心血管疾病。所以气温较低的时候最好不要外出。

房事适当，身体才能更健康

到了冬季，很多人都喜欢"窝"在家里。上班一族会从每天早上开始到办公室上班，直到晚上下班回到家中之前都会待在房间里。晚上回家之后仍旧会待在室内，对于已婚人士来说，长期与情侣处在同一室内，很容易产生性欲。并且，现在冬季供暖非常好，室内温度适宜，房事也就成了情侣们待在一起时的"必修课"。

但是冬季应当藏养，不宜房事过度，尤其对于高血压患者来说，由于动脉硬化，下半身血流量会下降，进而影响阴茎勃起功能，导致或加重勃起障碍。因此房事的过程会给病情较重的高血压患者带来心理障碍，引发高血压患者出现勃起障碍、早泄等。如果已经出现了心、脑、肾脏等并发症，或血压非常高并且很难控制，应当限制性生活。

高血压患者应当尽量减少性生活频率，减少房事持续的时间，选择合适体位，控制其强度。不管是男性还是女性，性兴奋的过程中都会引发血压上升、心动过速等，临床上曾出现过性生活导致高血压意外并发症。所以，中高度高血压患者应当积极控制血压，防止在性生活兴奋期血压波动太大，引发意外。

高血压患者要长期服用降压药物，但是某些高血压患者服用降压药后会导致性功能降低。有时候药物可能会诱发心理障碍，服药一段时间后上述症状会减轻或消失。若症状连续出现1个月仍然没有减轻，可以用其他降压药来代替。

高血压为多发病，并且高血压患者大都拥有正常婚姻，而有婚姻就会有性生活，很多高血压患者对性生活存在恐惧、紧张、压抑等心理，担心性交的过程中高血压会复发，常常精神抑郁。

并发心脑血管疾病的患者，若病情稳定，可以照顾好自己的生活，上楼的过程中不会出现头晕、乏力、胸闷、胸痛等就能够恢复正常性生活。有的人认为性生活会损伤自己的元气，因此常常压抑自己，偶尔进行性生活会紧张、恐惧，岂不知这样做对疾病的影响比性生活影响还大，因此，患者应当消除疑虑，过适当的性生活，对疾病健康非常有益。

若性生活的过程中出现轻微头晕、胸闷、紧张等，患者可服用适量镇静药，性生活的过程中明显头晕、乏力、胸闷、恶心，应当立即停止。

性生活为正常人生活里面的重要部分，要合理、认真安排，及时咨询医师，不能羞于启齿，应当为了健康而重视这个过程。

进行性生活的过程中，人体的收缩压、舒张压都会上升，血压上升是因为性生活不仅是体力活动，还包含着兴奋、恐惧的情感活动。性生活的过程中，心率会不断提升，脉搏的输出量会上升，就在此时，交感神经的兴奋也会增加，这些都会引发血压上升。

性交的过程中，血压会上升，虽然只可以维持短短的几分钟，对于正常人来说，不会对正常生理活动产生影响，但却可能会给高血压患者带来危险。尤其是年纪稍大，并且伴随着冠心病、心脏功能不全的人来说，性生活很可能会导致心绞痛、心律失常、卒中，甚至猝死。

高血压患者出现勃起障碍的可能性非常高，因为患者会对高血压产生焦虑，或是动脉硬化本身会影响生殖器官。并且，部分患者出现勃起障碍是因为服用了抗高血压药物，进而出现药物不良反应。

同时患有高血压的勃起障碍的患者在治疗的过程中应当首先了解病史，之后对身体对进行仔细检查，确定所患的勃起障碍是心理性的还是器质性的。有的患者会在服用某种降压药后出现勃起障碍，此类患者可通过调整所使用的抗高血压药物而改善病情。

高血压患者如果想要防止性生活给身体带来危害，首先要做的就是将血压降下来，让血压保持或接近在平稳水平，这样就能够大大降低在性生活的过程中出现意外。

但是，平静的过程中血压水平不可以反映性生活血压变化，因此，为了准确估计血压变化情况可做运动试验，同时应考虑到性生活的时候情感高度集中、兴奋带来血压上升的危险。

平时，适当减肥，减少盐分的摄入，戒烟限酒都能够帮助高血压患者预防器质性勃起障碍。伴随着心脑血管疾病的男性应当严禁性生活，如果可以胜任中等体力劳动，可以参加中等量运动，如散步、慢跑等，均未出现心动过速，则可进行适当性生活。

这些陋习要远离

有些高血压患者突然死亡，可能是病情发展所致，还可能是些并不引人注意的动作所致，这些动作平时虽然并未引起高血压患者的注意，但危险性很大。下面就来简单介绍一下哪些动作高血压患者应当远离：

一、趴着看书、看电视

年纪比较大的高血压患者不宜趴着看书或看电视，因为趴在床上看书或看电视对于普通人来说没什么问题，但是却可能会对高血压患者产生危害，引起肌肉收缩，血液里面的氧分不足，会导致血压升高，造成脑血管破裂。

二、衣服不能扣得太紧

现在的衣服样式很多，很多人都将衣服的领扣、风纪扣扣的非常紧，以表现出严肃、端庄。可高血压患者这样穿衣服却对病情不利，衣服的扣子扣得太紧会压迫颈静脉，导致脑血管供血不足，引发细胞缺氧、缺血，发生意外。高血压患者可以将领扣打开，保持颈部宽松，利于大脑血液循环。

三、尽量不要低头弯腰

高血压患者进行锻炼的过程中，可以做些中低强度运动，但应当尽量不要做低头弯腰动作。在血液重力作用下，血液向上流动能够克服血压重力，逆向流动比较困难，不像血液向下流动，能够顺着血液动力作用方向。

将心脏水平做起点，向下流动容易，向上流动困难。平时头部位置在最上端，血液自心脏流到脑部，一定要逆着血液重力作用方向流动，这样就比较困难了。若头部位置猛然低到心脏水平位置，血液会沿着重力作用方向流动，大量血液突然流向脑部，会引发脑部血压突然升高，若脑部小血管中的某处突然冲破，容易引发脑溢血。因此，高血压患者锻炼的过程中要尽量避免低头弯腰。

四、避免长期听节奏快的音乐

音乐能够调节人体神经功能，让人心情舒畅。可如果长时间听爵士乐等节奏较快、强烈刺激人体感官的音乐，血管微循环会出现障碍，耳内末梢神经紧张，血液循环出现障碍，导致血压上升。高血压患者应多听柔和音乐，不宜长期戴耳机听节奏较快的音乐，因为耳机会对末梢血管产生压迫，还可能引发人体血液循环失常，血压上升。

五、不宜下蹲即起

高血压患者适宜的运动对于降低、稳定血压，促进身体康复非常有好处，但高血压患者不宜做下蹲起立运动，因为此动作会增加脑血管意外的发生风险。

六、快速进餐

快速进餐和暴饮暴食对于健康没有什么好处，高血压患者进餐的过程中不但要定时定量，还应细嚼慢咽，不能狼吞虎咽或暴饮暴食，更应当戒烟限酒。

七、屏气排便

高血压患者一时用力排气，会由于腹部压力增大、血压上升而出现危险。所以，高血压患者应当慢慢排便，必要的时候，可以服用适量缓泻剂。

3. 生命在于运动：运动治疗，强健身体降血压

科学运动，缓解高血压患者病情

高血压患者都知道通过药物能够控制血压，在上一章节之中我们又提到精神疗法能够控制血压，对高血压有利，实际上，运动也能够缓解高血压病情。

早期高血压患者能够通过单一运动疗法控制血压，而中、晚期患者能够通过运动减少降压药物的应用，进而减少医疗费用。并且，运动还可强身健体，提高心肺功能，降低动脉硬化危险，预防、治疗骨质疏松等。

运动疗法实际上就是通过各种运动形式预防、治疗疾病的方法，这种方法也称为体育疗法或医疗体育。运动疗法能够充分调动患者身体上的主观能动性，进而发挥出其内在因素，通过肌体局部或全身运动消除或缓解病理状态，恢复或促进正常功能。

生命的过程其实就是个运动的过程，运动能够让生活充满活力、朝气，运动疗法不但能够减肥，消除高血压诱因，还能够调动大脑皮质功能，缓解患者的紧张情绪。运动疗法不但能够降血压，还能够治疗高血压患者出现的头晕头痛、心烦失眠等症，利于巩固疗效，因此，高血压疾病的治疗过程中少不了运动。

运动疗法非常简单，而且不受场地和时间限制，随时都能应用，有着其他疗法达不到的功效，因此非常受高血压患者的欢迎。运动疗法没有特殊禁忌，症状较轻的高血压患者可根据病情采取不同的运动疗法，对于重度高血压患者来说，特别是伴随严重心、肾功能障碍的患者来说，不宜选择运动疗法。

但是要注意，高血压患者所进行的运动疗法应当在医生指导下进行，运动量、运动时间、运动方式都应量力而行，遵循循序渐进的原则，可以依据患者病情差异、个人情况等选择适合自己的运动，才能获得最佳的疗效。

患者每个星期运动 3 次，每次运动半小时即为规律性运动。运动之前，一定要进行热身运动，如伸展操、散步等，做 5~10 分钟。通常情况下，做伸展操的时候，每个动作要保持 20~30 秒，而且要反复做 1~3 次，每天最好做 1~2 遍，这样就能够做出正确的伸展操。做伸展操的目的就是放松肌肉附近紧绷的肌肉，但是不能让肌肉有疼痛感。

之后，可以做一些常见的有氧运动，如游泳、慢跑、跳绳、爬楼梯等，做半小时左右即可。做完有氧运动之后，再做些散步、呼吸等调节运动，这样能够缓和运动后心跳速率、减少运动伤害，每次做 10 分钟左右即可。

但是，高血压患者运动过程中需要注意的方面还是比较多的，下面就为大家总结几点。

1. 选择适宜的运动。运动的种类、项目繁多，患者应当根据自己的年龄、体质、病情等选择适合自己的运动。

2. 运动中的注意事项和禁忌要熟知。患者应对所选择的运动项目的注意事项和禁忌应当熟知，这样才能在运动的过程中尽可能避免危险的发生。

3. 运动前测试。高血压患者的运动和正常人的身体锻炼不同，应当达到一定程度的运动量之后才能起效，过量运动是有风险的。为了安全、有效地达到运动治疗的目的，运动以前可以进行运动测试，医生可以根据测试结果，同时结合患者病情为患者制定运动计划。

4. 运动量要适宜。高血压患者可以根据自身情况，选择自己能够承受的运动量。运动量过小，很难达到治疗疾病的目的，运动量过大，血液容易上升，甚至引发不良后果。应当遵循循序渐进的原则，坚持不懈地锻炼身体，不能半途而废。最初运动时，运动量要小些，之后可逐渐增加运动量，以不疲劳、轻松为宜，尽量避免剧烈运动，避免骤然前倾、后仰、低头等。

5. 注意同其他疗法结合。进行运动治疗的过程中，应当兼顾药物治疗和针灸治疗，这样才能更好地控制疾病。有些患者一听说运动能够治疗高血压，立即放弃其他疗法，这种做法是非常不理智的。因为运动治疗虽然能够控制病情，但疗效较慢，作用较弱。运动治疗并不是万能的，有局限性，要注意和其他疗法结合在一起。

6. 选择适宜的运动项目。有氧运动，如散步、慢跑等都是非常不错的运动，患者可以根据自己的病情、体质、爱好等进行选择，但是要注意，运动的过程中尽量避免与他人竞争。

7. 锻炼前检查好身体。进行运动治疗以前，应当了解自身健康状况，对身体进行检查，排除隐匿痼疾，注意自我医疗监护，防止发生意外。

8. 严重高血压患者病情尚未控制不宜运动。高血压已经合并心、脑、肾并发症，如果已经合并高血压心脏病、冠心病、不稳定型心绞痛等，病情尚未稳定，暂时不宜运动；病情稳定的患者，应当严格控制运动量，出现不适时应立即终止运动。

9. 运动前不宜吃的过饱。因为进食过后，肌体为了消化、吸收食物，会将身体中大量的血液流到胃肠道里面，进而降低心脏供血，易诱发心绞痛。

10. 运动后避免情绪波动过大。精神紧张、情绪激动都可能会增加血液中儿茶酚胺浓度，进而增加心室颤动的风险。

11. 运动过后不宜立即洗热水澡。将全身浸泡在热水中，容易导致血管扩张，进而引发心脏供血量相对减少。

有张无驰，血压易高

无论是工作，还是学习的时候，我们的大脑都会处在紧张状态，再加上日常工作忙碌，饮食不合理等因素，我们的身心常常不能得到合理休息，感到身心俱疲。不及时缓解这种疲劳，时间一久，便会引发身心疲劳症，积累到一定的程度，容易引发一系列不适，严重影响到正常的生活、学习、工作。

一、上班调节法

上班的时候，每工作 1~2 个小时就应当适当休息 10~15 分钟，可以站起来走动走动，也可以闭上眼睛放松身心，用手轻轻地按摩太阳穴。或是走到有窗户的地方，向远处眺望一下，以放松过度紧张的大脑。还可以和同事们谈些有趣的事情，缓解一下紧张的工作心理，恢复至最佳的精神状态。

此外，上班的时候还可为自己泡上一杯茶水，可以添加些红枣、枸杞、菊花等，保持活力的同时滋补身心。

上班族到了吃饭的时间一定要注意，不能暴饮暴食，也不宜思虑太多，饭后可以到室外走动走动，听些舒缓的音乐，优美的旋律能够让你放松身心，舒缓精神压力。还可以到开阔的地方做些保健操。

对于学生来说，在课间应当多做些活动，耸耸肩膀、揉揉眼睛、伸个懒腰等，对于全身疲劳的恢复都是有帮助的。

工作的过程中，可以喝上一杯温热的牛奶或是现榨果汁补充体力，还能够缓解疲劳。或是嚼上一块口香糖，缓解压力的同时恢复身体机能。

二、下班调节法

如果下班的时间比较早，吃饭以前可以先出去运动一番，如打羽毛球、乒乓球、游泳等。运动的方式和运动量可以根据自己的具体情况、喜好等决定。也可以找几个朋友到酒吧边聊天边喝酒，或者到西点店点上一杯饮料，听着慢摇，能够放松一天紧张的心情。还可以去蹦迪、唱歌等，心中的烦闷能够在这个过程中一扫而光。

回到家后，给自己泡上一杯热茶，躺在床上放松几分钟之后慢慢起身，品茶。晚饭过后最好出去散散步，享受夜晚的宁静，感受周围花草树木带来的自然气息，身心疲惫瞬间消失不见。

三、按摩放松

如果每天的工作都非常劳累，可以通过按摩的方式消除疲劳。比如到足疗、美容院等地，让正规的按摩师帮你按摩，或者在家中夫妻之间互相按摩。按摩的过程中，皮肤、肌肉中的血液、淋巴循环会变得更迅速，穴位刺激能够放松神经。每次按摩的时间在半小时左右，力度要适中，尽量放松全身，告诉自己正在享受的过程，这样就能够充分消除身心疲劳。

四、饮食放松

易疲劳实际上是身体机能较差的表现，可以通过饮食的方法消除身体疲劳，恢复活力。平时一定要规律三餐，按时按量吃饭。饮食应当多样化，不偏食，碳水化合物、蛋白质、脂肪的供应要充足。疲劳的时候可以补充适量糖分。

此外，缺铁会引发贫血，导致机体易疲劳，学习、工作能力下降。在我国，有30%的女性出现了缺铁性贫血，主要是由于女性生理因素、减肥所致，铁的主要来源为血液、蛋黄、红肉等，此类食品应当适量补充。

五、增加豆制品、乳制品摄入

每天最好喝上一杯纯牛奶，或者吃上适量奶制品，因为牛奶中钙元素的含量丰富，为强健骨骼的必须元素。失眠时喝杯温牛奶能够促进睡眠。

豆浆中富含铁、磷等矿物质，以及植物活性物质，能够调节人体机能。

六、增加水的摄入

水能够维持人体平衡、运输各种营养物质，促进体内物质交换，帮助人体排泄垃圾。体内缺水，体能就会变弱，体力难以恢复，增加疲劳感。所以，每人每天的饮水量最少是1.5升，每次少饮，分成多次饮用，不能等到口渴的时候再喝水。

劳逸结合，也是在治高血压

高血压患者和其他人不同，应当合理安排自己的生活和工作，防止过劳或过逸。研究表明，轻度高血压患者多能胜任工作，不会影响到正常的劳动；中等程度的高血压患者，如果没有伴随着心、脑、肾等器官并发症，可以胜任普通工作。但是劳动的过程中应当注意劳逸结合，防止过度劳累，条件允许的话可以安排好自己的午休。重度高血压患者，出现心、脑、肾器官功能损害，劳动力下降，要结合具体情况休息。

从高血压的分期上说，1 级高血压患者可以坚持工作，同时参加适量体力活动，安排好工作和休息，防止长期过度紧张工作、劳累，周围的环境要安静，以保证睡眠的充足。2 级高血压患者应当注意适量休息，限制体力活动，尽量不要做较强的活动。3 级高血压患者应当绝对卧床休息。

如今的社会，纷繁复杂、瞬息万变，大量信息充斥着人们的视线、耳膜，而且四处是竞争，竞争里面又充满了机遇，无数人在这众多纷扰之中争取着机遇。正是这种越来越快的节奏使得现代人的生活越来越紧张，每天非常匆忙，很多人甚至连吃饭都顾不上，也就更谈不上午休和锻炼了，有的人即使抽出极少的时间锻炼也是起不到什么作用的，后者是同客户锻炼身体，结果虽然达到了锻炼身体的目的却锻炼不了心智，时间一久，疾病就会找上身。

手机为现代的高科技产物，是现代社会信息交往的快速手段，运用得当能够拉近人与人之间的距离，但如今的社会繁杂、浮躁，很多人上班时对着电脑，下班的时候还要手机不离手，忙着应酬，时刻处在紧张烦躁状态，而紧张烦躁会导致交感神经兴奋，血压容易上升，使得现在年轻人高血压的患病率大大上升。所以，希望大家将手机关上，以放慢工作节奏，合理安排手头事情，让自己吃饭的时候能够细嚼慢咽，放松身心地去吃饭，餐后也不要只顾着打游戏了，而应当为自己抽出午休的时间，让疲惫的身心得到休息，减轻心理压力，血压自然会下降，并且午休过后精力才得以充沛、情绪才能饱满，工作效率也能够得到提升。

高血压患者无论参加何种运动，每次活动的时间都不能过长，最好在医生的指导下运动，不能自作主张任自己的个性做事。工作的时候也应当注意工作方法，忙中不能生乱，应当有条理，即便工作较忙，也要进行 10～20 分钟休息。平时注意劳逸结合，科学用脑，张弛有度。并且，各种不同性质工作都应交替轮流进行，利于大脑疲劳的恢复。

大脑皮质过度紧张为导致高血压的重要因素，所以，消除过度紧张为治疗高血压之基础，但并非所有高血压患者都必须长时间休息，可结合病情决定运动的强度和时间。平时最好选择在林荫小道、小河边散步，适当安排力所能及的运动，对高血压患者非常有益。

打打太极，血压随慢而稳

研究发现，太极拳能够促进血液循环，增强心脏功能、放松肌肉、减轻心脏负担，进而降低血压，由此我们也能看出，太极拳疗法对于高血压的治疗是非常有帮助的。

太极拳是中国特有的武术项目，操作简单、动作缓和，练习的过程中呼吸均匀自然，并且没有时间限制，对于高血压的防治非常有好处，因此深受高血压患者的欢迎。

太极拳动作稳定、姿势放松，运动量适中，因此非常适合高血压患者及高血压合并冠心病的患者。

太极拳为内功和外功相结合的运动，练拳的时候能够锻炼意念、呼吸和肢体，动静交融。其中，动为阳，静为阴，因此，练习的过程中具有调和阴阳之功，并且体内的阴阳互相增长。

太极拳的动作上下相随，内外协调，能够协调体内的各个脏器和组织，避免出现偏盛或偏衰，对身体健康有利。太极拳的锻炼过程中还讲究"意、气、形"三者合一。有学者进行过这样的实验：患者进行药物治疗 4 周之后，舒张压仍然在 92 毫米汞柱以上，药物治疗血压相对稳定的情况下练习太极拳 1 年之后，患者的头昏、头痛等症状均有明显改善，一套太极拳打完之后，降压总效率为 64.2%。

无论是古代的习武者，还是古代的养生学家，都讲究心静和神静。练习太极拳的过程中也是讲究心静的，起码思想上不能掺杂私心杂念，精神要集中，专心致志地练拳。

练习太极拳的过程中精神和身体都要放松，以减少疲劳感，降低肌体生理负担，协调动作，轻便自如，上面沉肩的时候，下面开始松腰胯，躯体不能僵直板滞。

练习太极拳者应当能含胸拔背，气沉丹田。呼吸要均匀、自然，才有利于气沉丹田。通常情况下，呼气的时候动作为合、沉、伸，尽量不要屏息，吸气时候的动作包括开、提、收。

练习太极拳的过程中要以腰为中轴，腰部要保持中正直立的姿势，虚实变化都要以腰部为轴来转动。

练习太极拳的过程中应当在意念引导下进行，也就是说要在大脑支配下练习太极拳，在意念指导下呼吸，在意念指导下做运动，用意念来引导精气神。

练拳的时候，身架高低应当始终如一，尽量让上肢、下肢和躯体协调运转，起势的时候要决定高、中、低。动作前后要呼应，上下要相随，一动百动，身体协调，速度均匀。

整个练习的过程动作要从脚到腿到腰连绵不断，动作轻柔而自然，足随手运，手随足运，整套动作一气呵成。做动作的过程中应当意到、眼到、身到、手到、步到。动作如行云流水一般，连绵不断。

刚刚练习太极拳的人应当分清太极拳中的虚实，比如，将全身的重心放到右腿，那么右腿即为实，左腿即为虚。左为虚右为实，而右为虚则左为实，这样一来才可以灵活转动，步履才能稳健。

太极拳的练习可以根据病情和身体状况来决定，尽量选择简化太极拳或等式太极拳来练习。打太极拳的时候动作应柔和，全身要放松，可以成套路打，也可以重复其中的某些动作，每天打一两次，每次打20分钟左右即可。

钓鱼，怡情惬意降血压

很多上了年纪的人都喜欢钓鱼，因为钓鱼不但可以修身养性，还能够丰富老年人的业余生活，提高精气神。

现代医学证明，垂钓对于修身养性有很多好处，能够健身，安定心神，活动筋骨，对于高血压也是非常有好处的。那么垂钓对于高血压患者都有哪些好处呢？

（一）松弛神经、肌肉。垂钓的过程对于中老年人来说是快乐和享受，这种乐趣不但能够冲淡人们精神上的忧虑，还能够让患者在一段时间之内处在这种积极的精神状态之中，对于疾病的防治都是非常有好处的。垂钓还能够松弛人的神经和肌肉。

（二）增强运动活力。垂钓的过程中垂钓者通常会采取多种姿势，时而坐蹲，时而站立，时而走动，时而振臂投竿。此即动中有静，静中有动。静的时候能够松弛肌肉，存养元气，聚积精力。动的时候能够舒筋活血，按摩内脏。刚柔相济、动静结合，人体的内脏、筋骨、肢体能够得到锻炼，体质也能得到提升。并且，垂钓者大都会选择草木、水源丰富、空气清新的地方，对于高血压、心脏病等慢性疾病患者来说都是有好处的，同时能够改善人体心肺功能。

（三）放松身心。垂钓者大都会来到环境幽静的郊外，与花花草草、虫鱼鸟兽打交道，青山绿水之中能够放松身心，让人产生心旷神怡之感。垂钓的过程中要集中精神，能够诱使垂钓者完全进入放松、恬淡、安闲的状态之中，进而陶冶性情，松弛身心，延缓衰老，防控疾病。

虽然垂钓对身体健康有益，还能够帮助老年人延长寿命，但如果对某些问题的认识和处理不当，很可能会对身体产生伤害，所以，垂钓者应当时刻注意安全。那么垂钓的过程中，垂钓者都应当注意哪些事项呢？

1. 注意安全。垂钓者大都会选择江、湖、河、水库等地，应当时刻注意个人安全，垂钓的场地、钓位应当安全、牢固，不宜选择土质松软的岸边，防止发生落水危险。除此之外，垂钓者不可心急，应当耐心等待回钩，一旦迫不及待抓鱼，很容易发生失足落水的危险。此外，在水草茂盛的江湖垂钓应当严防蛇蝎侵袭，以保证身体安全。

2. 严防过度疲劳。疲劳为运动伴生现象。过度疲劳容易危及健康，引发某些疾病，尤其是心血管病，一旦不加注意，容易引发严重后果。活动时间过长，很可能会由于肌肉过度收缩引发乳酸堆积，导致腰酸腿痛，出现疲劳感。普通的疲劳，进行合理休息之后，全身肌肉就能够得到放松，精神会慢慢进入安静状态，而后深呼吸，疲劳感便会慢慢消失。如果不能得到缓解，可以向右侧卧，弯曲下肢，头低脚高，使得肌肉进一步放松，就能够得到很好的缓解之功。

3. 注意好垂钓卫生。垂钓的过程中很可能会将手弄脏，因此，无论是野餐的过程还是回家用餐之前，都必须将手彻底清洗干净。

4. 严防中暑。夏季气候炎热，非常容易中暑，垂钓的时候可以带些清凉饮料和清洗干净的果蔬。垂钓的过程中，可能会长时间暴晒，容易中暑。也可以在垂钓的过程中在头上支撑一把伞，就能够很好地预防中暑。

健身球，舒筋健骨治疾病

健身球是中老年人非常喜爱的一种运动器械，经常旋转健身球具有舒筋健骨、强壮身体、调和气血、健脑益智之功。

很多人都知道健身球为中老年人健身的佳品，实际上，坚持转动健身球还能够治疗高血压、肩周炎、冠心病、颈椎病、手指功能障碍等。

坚持用手旋转健身球能够疏通经络、调节神经功能、缓解精神紧张，还能够促进身心疲劳的恢复，对于降压非常有好处。

健身球的种类很多，高血压患者可以根据自己的喜好来选择健身球，实心健身球的锻炼强度更大，而空心健身球能够发出悦耳的叮咚声，对大脑具有非常好的刺激作用，利于缓解大脑紧张，促进血压降低，经常旋转健身球不但能够保持经络和气血的通畅，还能够扩张血管，改善微循环，调节心血管功能，促进血压降低。

那么高血压患者采用健身球来锻炼身体的过程中都应当注意哪些问题呢？

一、选择健身球的种类

最好选择空心的健身球，因为自制实心铁球和石球通常过重或过凉，对于肢体远端小动脉痉挛的缓解、血管扩张、血压下降不利。刚开始选择健身球降压的患者，选择球的时候可以根据自己手力的强弱、手掌大小来选择，通常情况下从小号健身球选起，指力、臂力提高后再改成大号健身球。

二、放松身心

手指选择健身球的时候，握球的松紧应当和屈曲动作、手指伸展配合在一起。意思就是，等到两只健身球在手中旋转至纵向排列的时候，手指慢慢伸展、放松。旋转至横向平行的时候，弯曲手指，加大力度握球。这个松紧旋转的过程利于血管扩张和血压的下降。

三、坚持不懈

心血管系统疾病患者采用健身球降压的时候，应当懂得坚持不懈的原则才可以收获明显效果，专家认为，采用健身球锻炼治疗高血压，通常要坚持半年以上才能显现出效果。

四、运动量循序渐进

可以根据自身体力状况以及是否经常参加运动决定运动量，运动量要循序渐进，运动时间也应当逐渐增加，旋转的速度可随熟练程度自己决定快慢。通常情况下保持每分钟60～80次的运动量。

五、双手并用

双手要频繁交替旋转，让左右手活动可以协调发展，整个运动的过程中应当放松自然，松紧相兼。运动的过程中，单手或双手虎口应当用力握球，也可以使掌心用力握球，直到出现酸热感，经常锻炼可以增强指力、腕力、握力和臂力。

步行或慢跑，高血压患者最好的运动

运动的方式有很多种，包括慢跑、散步、游泳、爬楼梯、踢毽子、打羽毛球、篮球等。但是步行和慢跑为最简单、最有效的有氧运动。慢跑或步行不需要特殊的场地，也不需要什么运动器材，只要有一双合脚而舒适的运动鞋即可。

慢跑或步行可以降压。慢跑疗法为高血压疾病患者常用的祛病、保健方法。但是此法必须长期坚持，才能够让血压降下来，保持脉搏的平稳，增强消化功能，减轻症状。

高血压患者慢跑的过程中每分钟的最高心率要能达到 120 ~ 136 次，并且，慢跑能够增强机体代谢功能，促进胃肠蠕动，提高消化功能，调节大脑皮质功能，让人精神愉悦，改善或消除高血压患者头晕、头痛、失眠等症。

慢跑过程中供氧会比静止的时候多很多倍，进而刺激心脏和血管，有效增强心肺功能、耐力。此外，慢跑还能够减肥、降血脂、促进血液循环、扩张血管，降低高血压合并心、脑、肾病变发生率。通过慢跑，能够增强腿力，对于身体的肌肉、关节都有非常好的锻炼效果。

但是并非所有的高血压患者都适合慢跑，观察发现，慢跑对于高血压 I、II 级患者，尤其是中、青年患者非常有益。对于心、脑、肾并发症和年龄过大的高血压患者来说，不适合慢跑。

慢跑可根据体格好坏、血压高低、病情轻重、耐力大小采取不同速度，最好采取步行的方法锻炼身体，或是慢跑、步行交替的方法，运动的过程应当以不喘粗气、没有难受的感觉、不头昏、可以耐受的慢跑速度、距离为宜。

慢跑过程中应当逐渐减慢速度，或者仅仅步行，让生理活动慢慢缓和下来，忌突然地停止、静止不动，防止慢跑的过程中血液集中到四肢，难以顺利到达大脑、心脏，使得心、脑暂时性缺氧，进而引发头昏、眼花、恶心、呕吐等症。

高血压患者慢跑之前可适量减少衣物，身体发热后再减去一层衣物，否则过凉过热对病情都没好处。慢跑以前要做 3 ~ 5 分钟的准备活动，可以先徒手做体操或步行片刻，让心脏、肌肉、韧带慢慢适应，再逐渐过渡到慢跑。

慢跑的过程中手臂和前臂可弯成 90°左右，上身略微向前倾，双手微微握拳，放松全身肌肉，双臂自然向前后摆动，双脚轻轻落地，通常情况下，前脚掌先落地，同时用前脚掌向后蹬地，进而产生出向前的反作用，有节奏地向前跑。

慢跑的过程中最好用鼻子来呼吸，若鼻子呼吸不能满足需要也可口鼻并用，但是口不能张得过大，将舌尖顶在上腭，以降低冷空气对气管的刺激，呼吸频率要因人而异，不能人为地屏气。

慢跑的过程中要尽量慢下来，通常要在步行基础上慢慢加量，逐渐过渡，但不能劳累，慢跑、长跑的运动量比散步大，适合轻症患者。

跑步的时间也可以由少到多，通常保持在 15 ~ 30 分钟，速度要慢些，不能快跑，冠心病的患者不适合长跑，防止出现意外。高血压患者可最先进行一段时间锻炼，以 10 ~ 12 分钟行走 1 千米速度急行 1 ~ 2 千米，如果行走的过程中出现不适，可转成慢跑锻炼。

慢跑不宜在饭后进行，也不宜跑步后立刻进食，可以选择在道路平坦、空气清新的地方进行，慢跑的过程中如果出现心悸、胸痛、呼吸困难、腹痛等症，要立即减速或停止跑步，必要的时候可去医院检查诊断、治疗，慢跑之后可做些整理活动，同时擦干脸上的汗水，穿好衣服。

老人在运动之前一定要注意做热身运动、缓和运动，肌肉训练可以依靠个人的爱好安排到有氧运动之前或之后。跑步之后应当先做静态伸展操，改善柔软度和关节活动范围，降低运动伤害率。跑步的过程中应当注意掌握运动量，最好根据脉搏数掌握运动量。

4. 顺应四季做好养生，有效防治高血压

春季，谨防高血压"症现"

春季虽然是万物生发的季节，一切看起来都非常美好，但是对于高血压患者来说，此时应当严防血压波动。所以，专家提醒，高血压患者在春季的时候应当在医生指导下坚持服药，同时合理安排生活，进行适宜饮食。

每年的3月份，气温会逐渐回暖，春天渐渐邻近，正当我们为春季的到来而感到开心的时候，一定要注意，不能疏忽这表面的美好所带来的危险因素。

春天为一年当中血压容易升高的季节，因此春季时应当不时地检测血压，本就患有高血压的人更应当懂得防患，以免导致心脑血管疾病。通常情况下，人过了35岁之后，可以每年对高血压做一次检查，尤其是过了45岁的人，更应当增加血压检测的频率。中医治疗高血压和治疗其他疾病相同，主要关注的是患者的全身情况，辨证施治，属于肝肾阴虚或肾阴虚，或阴虚火旺的患者都可服用适量降压药治疗疾病。

那么春季时应当如何防治高血压呢？

一、温水洗漱

过冷或过热的水会刺激到皮肤，导致周围血管舒缩，进而对血压产

生影响。洗漱的水温最好在 30～35℃，洗澡的水也不能太热，并且泡澡的时间不能过长。

二、多饮水

清晨起床后可以喝上一杯温开水，既能够稀释血液，也能够降低血压，还能够冲洗胃肠。晚餐最好吃些清淡的、容易消化的食物，饮水量要充足，因为体内的水分不足会引发夜间血液黏稠，进而引发血栓。

三、起卧舒缓

上床睡觉以前可以用温水泡脚，之后慢慢地按摩双脚、双腿，以促进下肢血液循环。清晨醒来的时候，不要立即起床，可以先仰卧在床上，活动活动四肢、头颈部，之后慢慢地坐起来，活动活动上肢，然后下床活动，以免起床过猛引发血压波动。

四、适时服药

可以根据一天当中血压的变化规律服药，通常情况下，服药的时间会选择在血压高峰出现以前的 1～2 小时，这样才能够发挥出更好的药效。

五、不宜剧烈运动

晨练的时候不宜选择剧烈运动，可以适当打太极、散步，利于降血压，还能够增强血管舒缩能力，缓解全身小动脉紧张。

六、饮食清淡

春季饮食要清淡，注意控制食盐的摄入量，因为摄入过多的食盐会加重病情，同时尽量少吃油腻之物，特别是动物脂肪、动物内脏、肥肉、奶油等。要用花生油、玉米油、橄榄油等植物油代替动物油脂，平时多吃些果蔬，对心血管具有很好的保护功效。

七、耐心排便

大便的时候最好采取坐姿，不能过于用力，便秘的患者可以多吃些果蔬和高纤维食物，必要的时候可以使用缓泻药。排便过后起身的时候动作要缓慢。

八、戒烟限酒

过量饮酒会导致动脉硬化，能够在一定程度上抵消降压药的功效。香烟里面的尼古丁会刺激心律加速，引发血管收缩，进而导致血压上升。尼古丁还可以促进胆固醇沉积到血管壁上，加重冠心病、卒中的发生概率。

九、限制房事、娱乐活动

轻度高血压患者可以适当行房事，但是应当避免过度兴奋、房事频繁等，下棋、打麻将等娱乐活动也应当适可而止，不能过于认真或过于激动，睡觉之前看电视的时间也不能过长，同时避免看内容激烈的节目。

春季运动，高血压更健康

经历了一个冬天的"封闭"生活，好不容易走进了春天，高血压患者应当多出去走走、运动一下。所以，春季时高血压患者一定要做好卫生保健工作。那么都有哪些运动是高血压患者春季时适宜做的呢？

一、健脑运动

运动对于健脑是非常有好处的，能够提高心脏功能，加速血液循环，让大脑获得更多的氧气、养分。特别是跳绳运动，能够促进血液循环，让人精神十足，感到非常舒服。并且还能够疏通经络、健脑、温煦脏腑，提高患者的思维能力。

二、适合高血压患者的运动

散步、慢跑等运动能够通过肌肉反复收缩、促进血管收缩、扩张，进而降低血压。但是，严重的心律失常、心动过速、明显心绞痛发病的过程中应当静养，暂时停止锻炼。

三、适合高血压患者的减肥运动

研究发现，凡是增氧健身运动都有减肥之功，但是手脚并用的运动是最好的。比如游泳，能够迅速消耗身体的热量。那么高血压患者在春季运动的过程中都应注意哪些问题呢？

一、晨练的时间要适宜

春季时，清晨的温度比较低，湿气大，雾气也比较重，由于室内室外的温度差异比较大，人体的温度会骤然下降，很容易伤风感冒，引发哮喘、慢性支气管炎、肺心病等病症，所以，春季时锻炼可以在太阳升起的时候进行。

二、选择适宜的运动项目

通常情况下，老年人可以选择慢跑、散步、打太极拳等运动；中老年人可以选择长跑、打球等运动；少年儿童可以选择跑步、打羽毛球等运动。

三、健康监护

要加强心肝肾等脏器出现了严重疾患，应当经过医生的同意之后才可以进行锻炼，并且只适合进行时间比较短的、强度不是很大的运动。

四、运动强度要适宜

高血压患者锻炼的强度应当适宜，如果锻炼一小时之后能够恢复正常即为正常，但是，超量运动，身体不舒服应当及时调整好运动量。

五、防寒保暖要做好

春季之时，气候变化多端，户外锻炼的时候，衣着、穿戴应当适宜，并且要注意好防寒保暖工作，防止出汗之后身体着凉，不能在大汗淋漓之后脱掉衣服，或者是运动过后在风口乘凉；剧烈活动之后，不能骤然停下来休息；锻炼过后，可以用干毛巾擦干身体上面的汗水，同时及时穿上能够抵御严寒的衣服。

六、锻炼前要做准备活动

做运动以前一定要做好准备活动，活动活动关节，搓搓手、脸、耳等暴露在外的部位，能够促进局部血液循环。做准备活动的目的是预防运动过程中出现扭伤、拉伤等意外。

七、做好感官卫生

春季的时候雾多、风大，锻炼的过程中最好不要将大部分肢体裸露在外，防止雾中的湿气侵袭，应当学会用鼻子吸气，用口呼气，练习的过程中最好选择宽旷、宁静的地方，能够摄入更多的氧离子，可以健脑驱劳、振奋精神。

夏季，高血压运动要注意什么

炎炎夏季，即使我们端坐在某个地方，都可能会浑身冒汗，运动起来就更不用说了。夏季时，我们可能会觉得浑身疲乏，整个人懒洋洋的。而此时的高血压患者除了会出现上述症状，还可能会伴随着头昏脑胀等，有些高血压患者甚至因为天气炎热而出现脑血栓、心脏病。而夏季运动不当，上述症状的发生概率很可能会增大，那么高血压患者夏季运动的过程中应当注意哪些问题呢？

一、注意补充水分

临床发现，夏季时高血压患者出现心肌梗死、脑血栓的发生概率会明显增加。导致心脑血栓的因素很多，如血管内膜受损，暴露出容易形成血栓的地方，血流速度减慢，血液的黏稠度增大。

研究发现，高血压患者的血管内皮细胞出现不同程度损害。夏季血液易浓缩，人体排汗量大，人在睡觉或安静状态下血流会变得缓慢，容易形成血栓。因此，高血压患者夏季时应当注意常饮水，不能等到口渴的时候再喝水，尤其是排汗量大的时候。也可以多吃些新鲜果蔬，以补充水分。高血压患者清晨容易出现中风、心脏病等，研究发现，此类疾病的发生和夜间缺水有关，因此，半夜醒来的时候应当适宜增加水的摄入，以降低血液黏稠度，预防血栓。

二、定期测量血压

对于高血压患者来说，定期测量血压是必要的，能够根据血压水平调整降压药品种、剂量。条件允许的话，可在家中自备血压计。通常情况下，收缩压应当控制在 130～140 毫米汞柱，舒张压应当控制在 80～90 毫米汞柱，并且没有什么不适症状。

三、天气炎热也要动

四、维持正常睡眠

五、调整降压药物

研究发现，人的血压是波动的，而这种波动时刻都会发生，血压波动规律为早上 6 点和下午 6 点两个高峰，中午和半夜 2 点的时候最低，在一年当中，夏季的血压是最低的，所以，高血压患者要在夏季调整降压药的使用剂量，防止血压过低，引发心脑血管疾病，尤其应当减少利尿剂和含有利尿剂成分药物的使用。等到高血压患者得病情控制的不好时或者是已经出现了高血压心力衰竭，应当间断利尿剂的使用。

夏日饮食，以清淡、易消化为主

夏季的时候，身体会出现各种不适，如流汗过多、浑身乏力等，身体会通过排汗来散热，血液会流向皮肤，使得血流量会比常温的时候增加两三倍。而正是这种血流量的分配，使得原本心脑供血相对不足状况变得更加严重，此时如果吃大量的肥腻、味厚食物，大量的血液就会涌到胃肠中。此时，器官就会开始"争血"，不但会引发心脏、大脑供血不足，进而出现心慌、头晕等症，还可能由于餐后低血压而出现脑卒中、心肌梗死等。所以，夏季时要吃些清淡、容易消化的食物。

对于高血压患者来说，通过饮食的方法进行治疗，利于降血压，还能够预防、纠正其他心脑血管病的发生危险。

就拿高盐来说，过量服用会导致血压上升，还会妨碍降压药的功效。所以，高血压患者每天都应当控制食盐的摄入，并且提高含钾食物的摄入。下面就来说一下具体的夏日饮食方法：

每日膳食中盐的摄入量应当控制在 4～6 克；适当增加富含钾和钙的新鲜果蔬、豆类的摄入；控制膳食食物的脂肪和谷物的摄入；增加禽类、鱼类等蛋白质含量丰富、脂肪含量低的食物的摄入；每天喝上 250 克的牛奶，每天鸡蛋的摄入量不能超过 1 个；限制饮酒，应当避免饮用白酒，每人每天的饮酒量不能超过 20 克。

下面就来为不同症型的高血压患者推荐几款适宜的夏季药膳：

一、阴虚阳亢型高血压患者

夏枯草煲猪肉：取夏枯草 20 克，猪瘦肉 50 克，然后一同放锅中，开小火煲汤，每天服用此汤 2 次，具有清肝热、滋阴补虚之功。

二、阴阳两虚的高血压患者

昆布海藻煲黄豆：取昆布、海藻各 30 克，黄豆 180 克，一同放到锅中，开小火熬汤，然后加入少量白糖调味，每天服用 2 次。这道药膳具有清热降压、软坚散结、滋阴和脾之功。

三、阳亢型高血压患者

菊花白糖饮：杭白菊 9 克，白糖 20 克。将杭白菊祛除杂质之后清洗干净。然后将菊花放到杯子里面，倒入白糖和沸水，浸泡 5 分钟左右即可。此茶具有疏风清热、平肝明目之功。

四、气虚湿阻型高血压患者

党参炖乳鸽：取党参 15 克，乳鸽 1 只，料酒 6 克，胡椒粉 3 克，精盐 3 克，鸡精 3 克，姜 3 克，葱 6 克。先将党参放到水中润透，之后切成 2 厘米长的段状；将乳鸽宰杀后清洗干净，去掉内脏和毛、爪，切成块状，放到沸水里面除去血水；姜、葱清洗干净后切成片状；之后将上述处理好的食材一同放入锅中，加入适量清水，开大火烧沸，再转成小火继续炖 80 分钟即可。此药膳具有补气除湿、降压之功。

五、肝旺脾虚的高血压患者

山楂炖扁豆：取鲜山楂 30 克，白扁豆 30 克，红糖 50 克，然后将山楂和扁豆一同放入锅中炖煮，加入适量红糖调服，每天服用 1 次即可。

六、肝阳偏亢的高血压患者

海蜇丝瓜汤：取海蜇皮 30 克，鲜嫩丝瓜 500 克，虾米 10 克，处理干净后一同放入锅中熬汤饮用。此汤之中，海蜇具有软坚化痰、滋阴平肝、消积润肠之功；丝瓜可清热凉血、平肝祛风；虾米既能够调味，还可补肾。夏季食用此汤，非常适合肝阳偏亢的高血压患者。

七、脾虚型高血压患者

健脾茯苓糕：取茯苓 50 克，米粉 450 克，发酵粉 4 克，碱水 2 克，将茯苓烘干，研磨成粉，米粉中调和适量清水，揉成面团，放入发酵粉发酵，揉好之后倒入适量碱水，将茯苓粉揉到面粉之中，做成方糕。将做好的方糕放到笼屉中开大火蒸 7 分钟左右，取出即可。此药膳具有健脾渗湿、宁心安神之功。

秋季，谨防燥、防出血

秋天气候干燥，昼夜温差较大，很容易出现流鼻血现象。流鼻血可能为鼻腔疾病所致，也可能为全身性疾病引发，如高血压、急性发热性传染病。

但是多数人认为流鼻血只是小事，不用放在心上，其实不然。就拿鼻腔肿瘤来说，发病早期的时候鼻腔出血量很少，甚至仅仅为鼻涕中夹杂点点血丝，但是到了肿瘤中晚期的时候，大血管会受侵犯，进而引发大出血，有致命的危险。由此可见，流鼻血是不容小视的。

可能有人会疑惑，鼻出血和高血压之间有什么关系？对于老年人来说，突然出现大量的、止不住的鼻血，很可能为高血压所致，要及时测量血压。

资料显示，仅有约一半的老年人流鼻血为鼻子本身出现病变所致，而另外一半人的鼻出血为全身性疾病引发的，包括高血压、血液病等。

调查发现，有很大一部分的老年人患有动脉硬化，血管的弹性较差，没有多大的收缩能力，在血压剧烈上升的过程中，血管中的压力会上升，容易引发鼻腔细小血管破裂，很难自行愈合，因此经常会出现出血不止。

高血压患者流鼻血很可能意味着血压不稳，应当提高警惕，因为这很可能为卒中的先兆。高血压、动脉硬化的患者鼻腔血管较脆，特别是鼻腔后部血管弯曲度较大，常常受血液冲击，血压波动较大的时候，鼻腔血管就会发生破裂、出血。并且，长期高血压还会引发鼻腔静脉系统处在瘀血、扩张状态，血压出现波动的时候容易引发鼻腔静脉破裂。

临床调查发现，在中老年高血压患者中，鼻腔出血 1～6 个月之内，大概有一半人可能会出现卒中。因此，高血压患者应当重视鼻部的保健工作，以预防中风的出现。那么中老年高血压患者的所要采取的具体的鼻部保健工作都有哪些呢？

1. 要遵照医嘱服用降压药，以便将血压控制在正常范围内，同时保持血压的长期稳定状态。

2. 平时的时候规律性生活，避免房事过度，同时保证睡眠的充足。

3. 秋季气候不稳定，应当及时根据气温的变化增减衣物，防止感冒。

4. 每天早晨起床之后喝些温开水，日常也要多喝水，利于血液的稀释过程，以免出现血栓。

5. 饮食的过程中应当注意均衡，除了要吃米面和豆类食品，还应当多吃新鲜果蔬。尽量避免食用动物性油脂、动物内脏、肥肉、高糖食品等。

6. 每天限制盐分的摄入，注意，酱油中的盐分也要算入在内，总共盐的摄入不宜超过 6 克。

7. 秋季时每天都要进行适当锻炼，但是运动量不能过大。

8. 俗话说得好"自古逢秋悲寂寥"，秋季是容易让人伤感的季节，高血压患者应当维持心情的开朗和情绪的稳定，然后用正确的心态对待生活中的刺激、突发事件，尽量做到不生气、不激动，以免血压出现波动。

秋季注意，血压波动非小事

进入秋季，天气会变得凉爽舒适，但却为高血压高发季节。随着秋季气温的骤降，温差变大，甚至早晚温度差十几度。一冷一热的刺激很容易诱发血管痉挛，血压波动上升，进而诱发心绞痛、中风、冠心病等高血压并发症。

秋季为脑卒中的高发季节，脑卒中包括出血性脑卒中和缺血性脑卒中两种，其发病原因都和血压波动大有关。所以，秋季时高血压患者更应当紧紧盯住血压变动，切勿停药、断药，以免发生危险。

调查显示，气温下降的时候，人的血压会上升。主要是因为：肌体为了保持体温恒定，降低散热，毛细血管收缩，进而增大外周血管阻力；气温下降，人体的排汗量就会跟着降低，使得血容量增大；进入秋季之后，人体的散热会变得迅速，为了保持体温，交感神经会变得兴奋，引发血压上升。若此时伴随着紧张、焦虑、急躁等情绪，很可能引发严重后果。

那么秋季时高血压患者应当如何预防脑卒中的发生呢？

一、控制高血压等危险因素

脑卒中的诱因很多，如高血压、糖尿病、肥胖、吸烟等，但引发脑卒中的最主要的危险因素为高血压，早期、持续、有效地稳定血压水平，是预防脑卒中的关键。很多抗高血压随机临床试验表明，降低高血压患者血压水平，能够明显降低脑卒中的发生率。可以在医生指导下选择被证明能够减少脑卒中发生危险的抗高血压药物来治疗高血压。治疗高血压的过程中应当能够将血压控制在 140/90 毫米汞柱以下，耐受力较强的患者，可进一步降血压。

此外，除了控制患者的血压水平，还应当控制脑卒中等危险因素，如控制糖尿病患者血糖水平、高血脂患者血脂水平、肥胖患者体重等，高危患者应当进行血小板治疗，进而预防血栓。

二、了解脑卒中先兆

想要防控脑卒中，首先应当清楚脑卒中发病之前有哪些先兆，之后及时就医，防止加重病情。40岁以上的患者，若经常出现头痛、眩晕、头重脚轻、舌头发胀、肢体麻木等症，并且平时伴随着高血压、高血脂、糖尿病、脑动脉硬化等，要高度注意。

三、控制情绪

大怒、大悲、大喜等情绪均可能会诱发中风。伤心欲绝和兴奋过度都会使血管收缩，加速心跳，交感神经功能亢进，去甲状腺激素分泌上升，血压骤然上升，使得本来就已经患上了高血压的患者因此而出现脑出血。所以，高血压患者切忌大喜或大悲，应当懂得调节自己的情绪，适当缓解身心压力。

四、控制饮酒

饮酒过量会加重血脂水平和动脉粥样硬化，降低脑血管弹性，如此一来，便为出血性和缺血性中风疾病奠定了基础。所以，从医学角度上说，患者应当限制饮酒，每天饮酒量保持在50克以内，能够促进血液循环，但是对于高血压患者来说，即便是少量饮酒，也不宜长期饮用。

五、缓解便秘

随着年龄的增长，人的活动量会越来越小，肠蠕动能力也越来越弱，因此，很多老年人都患上了习惯性便秘。缓解便秘应当从调节生活入手，增加运动量，多喝水，还可增加膳食纤维含量丰富的新鲜果蔬的摄入量，尽量避免食用刺激性食物。必要的时候可通过服用润肠通便药物等帮助排便，但是要注意，千万不能用力排便，以免脑出血。

秋季饮食，适宜进补

秋季时为高血压防治的重要季节，提醒高血压患者，秋季的时候应当尽量减少应酬或者简化应酬，以碳水化合物为主，蛋白质为辅，少量食用脂肪。也就是说，高血压患者到了秋季应当增加果蔬、谷物的摄入，而减少油腻之物、肉类的摄入，同时做到规律、节制饮食，吃饭吃到八分饱就可以了，出现饥饿感的时候可以喝杯牛奶，或者吃些新鲜水果来缓解。

那么秋季时高血压患者在饮食上都应当注意哪些问题呢？

一、控制脂肪摄入

秋季时，高血压患者脂肪的摄入比例应当控制在25%左右，不能超过30%。还要注意所摄入的脂肪的质量要高些。植物性油脂里面不饱和脂肪酸含量较高，可延长血小板凝集时间，进而抑制血栓形成、降血压，预防脑卒中。动物脂肪中饱和脂肪酸含量丰富，容易升高胆固醇、引发高血压，增加脑卒中的发生可能。所以，食用油最好选择植物油，摄入其他食物的时候也应当选择不饱和脂肪酸含量丰富的，如果蔬、全谷、鱼类、禽类、兔肉等。

二、控制热能、体重

有调查结果显示，体重超过正常值25千克的肥胖者，收缩压超过正常人10毫米汞柱，舒张压超过正常值7毫米汞柱，从这个结果中我们也能看出肥胖为高血压的诱因之一，而导致肥胖的主要原因为热量摄入过量。体内多余热量转化为脂肪，贮存在皮下组织，进而引发肥胖。所以，控制热能摄入，保持理想体重为防治高血压的主要措施。

三、多吃富含维生素 C 的食物

研究发现，老年高血压患者，血液中维生素 C 含量最高的，血压最低。有专家认为，维生素 C 具有非常好的保护动脉血管内皮细胞的功效，能够避免其被有害物质损害之功。

四、膳食钙的摄入要充足

前面我们也提到过，每天平均摄入 450～500 毫克钙的人比摄入钙量在 1 400～1 500 毫克的人患高血压的风险高很多。如果人群平均每天钙的摄入量提高 100 毫克，收缩压就会平均下降 2.5 毫米汞柱，而舒张压则平均下降 1.3 毫米汞柱。研究报告显示，每天膳食中钙的摄入量保持在 800～1 000 毫克，能够很好地预防血压上升。

五、不能盲目进补

高血压患者应当根据自身情况，以平补清补为主，选择一些能够降压，并且营养成分丰富的食物，如芹菜、山药、莲子、百合等，能够增强人的体质。

六、果蔬摄入有讲究

平时可以多吃些胡萝卜、西红柿、冬瓜、土豆、洋葱、绿叶蔬菜、香菇、木耳、山楂、苹果、柿子、菠萝等，因为这些食物里面富含钾离子，能够对抗钠离子的升压之功，并且还可补中益气、生津润燥。高血压患者应当忌食辛辣之品。

七、过量进食不可取

秋季天气凉爽，通常会使得人胃口大开，因此，秋季饮食应当注意适量，无论是肉食，还是主食和果蔬等，都不能因为好吃、营养丰富而大肆食用，进而诱发血压波动或胃肠不适。

冬季，一定要做好预防工作

冬季为心脑血管疾病的高发季节，因此，高血压患者也应提高警惕，此时的血压会比平时高些。

随着气温的降低，人体的生理活动也会出现变化。气候的变化对于人体健康会产生一定的影响。多种疾病都会在这个时候发作。比如，有精神抑郁的患者此时的病程会加深，心血管疾病患者的发病率、死亡率都会上升，由此也能看出，冬季为高血压患者提高警惕的重要季节。

多数高血压患者出现中风的时间集中在冬季，因为此时人体受到寒冷刺激后，血液循环外周阻力上升，周身毛细血管收缩，进而导致血压上升，促进血栓形成，再加上动脉硬化，非常容易引发中风。

我们的血压并非长久不变的，各种原因都可能引发血压的波动，血压会随着我们的身体、精神活动而变化，深夜三四点钟处在睡眠状态时血压最低，到早上 6 点的时候，血压会慢慢上升，直到上午 10 点的时候血压最高。血压过高、过低对身体健康都是不利的，都可能引发中风。经常监测血压利于血压水平的控制。对于老年人来说，最好每天测量一次血压，测好之后要做记录，作为用药的参考。

那么冬季时高血压患者都应当注意哪些问题呢？

1. 坚持锻炼，增强身体抗寒能力平时可增加些力所能及的运动，如户外散步、打太极拳等，但是高血压患者不适合在寒冷清晨锻炼身体，不宜在空调房中停留过长时间，还要保持室内空气的流通。

2. 经常检查，以防治并发症冬季很容易患上流感、鼻炎、咽喉炎、气管炎、扁桃体炎等，要注意做好预防工作，积极治疗，还要时常测量血压，条件允许的话，还应当定期监测血脂、血糖、心电图、脑血流图等，出现异常，应当立即采取措施。

3. 坚持服药，以稳定血压高血压患者服用降压药的时候应当注意坚持不懈，不能随意停药，尤其是服用普秦洛尔、甲基多巴等药的高血压患者更不能随意停药，大概有5%左右的高血压患者的血压会在停药40小时之后血压大幅度反弹。所以，高血压患者要在医生指导下，坚持服用药物，使得血压保持在理想水平。

4. 控制情绪，防治过度疲劳极度愤怒、紧张容易诱发脑卒中，所以，高血压患者应当保持愉悦的心情，不能暴怒、忧郁、悲伤、恐惧等。

5. 防寒保暖，避免严寒刺激冬季天气寒冷，特别是寒潮袭来之时，气温会迅速降低，此时应当注意增添衣物，适当增加高热量、高营养食物的摄入，如瘦肉、肌肉、鱼肉、乳及乳制品、豆及豆制品等，但是应当限制油腻食物的摄入，可适当增加高纤维食物的摄入，以畅通大便。

6. 戒烟限酒，降低脑血管意外风险研究显示，吸烟会引发血压上升，吸烟者比不吸烟者平均血压高6毫米汞柱。此外，大量饮酒会导致血压明显上升，容易诱发脑血管意外。

寒冷冬季，饮食宜忌要分清

在上一节中我们也提到，冬季时高血压患者的血压容易上升，而且不容易控制，应当提高警惕，注意血压的防控问题。

有证据显示，冬季时，平均收缩压比夏季高 12 毫米汞柱，平均舒张压比夏季高 6 毫米汞柱，气温降低 1℃，收缩压就会上升 1.3 毫米汞柱，舒张压就会上升 0.6 毫米汞柱。在医院就诊的患者中，冬季时高血压患者的人数明显上升。所以，冬季所要做的重点工作就是防治高血压，而做这些工作时，饮食的调理最为重要，下面就来介绍一下高血压患者的饮食要点：

一、多吃鱼类

鱼类中含有高不饱和脂肪酸，能够预防心脑血管疾病。高血压患者冬季时应适当增加鱼类的摄入。调查显示，浙江沿海渔民长期食用各种鱼类，

因此，高血压、冠心病、脑血管病的发生率比其他地区低很多。此外，鱼类中富含优质蛋白质，高血压患者容易患低蛋白血症，也是引起脑卒中的危险因素，因此，适当增加鱼类的摄入对于高血压患者来说是非常好的。

二、胆固醇含量高的肉类不宜多食

饱和脂肪酸是一种和动脉硬化直接相关的脂肪成分，摄入大量饱和脂肪酸，能够促进人体胆固醇合成，肉类食物包含猪肉、牛肉、羊肉等胆固醇和饱和脂肪酸含量较高的肉类。若降低食物里面的总脂肪量，提高不饱和脂肪酸摄入，降低饱和脂肪酸摄入，不但能够控制血脂水平，

还能稳定血压。

三、合理使用植物油

日常膳食中摄入的不饱和脂肪酸包括亚油酸，主要来自植物油，如葵花籽油、大豆油、芝麻油等，能够降低血清胆固醇、低密度脂蛋白胆固醇、三酰甘油水平。

四、进补要慎重

中国有个传统，冬季的时候主张养藏、进补，尤其是上了年纪的人，经常会买些滋补品回家服用。中医强调，高血压患者服用补药的时候一定要慎重。

从中医的角度上说，高血压分成多种类型：肝火上炎、痰湿内停、肝阳上亢、肝肾阴虚、阳气虚衰、阴阳两虚等。但是肝阴不足、肝阳上亢、肝风内动最为常见。患者会伴随着头昏头晕、口干心烦、面红升火、耳鸣、腰酸，会出现舌红、脉细数等症，属于热性体质，通常情况下会采取滋阴潜阳、平肝熄风之法治疗，可选择鳖甲、冬虫夏草、西洋参、枸杞等补阴药物，还可服用龟鳖丸，既能够降低血压，缓解目眩、头晕、耳鸣症，还可增强体质，促进疾病的康复。

高血压患者不看症状随便服用鹿茸、人参等清湿热、升散的补气壮阳药物，不但不能降压，还可能加重病情。有的患者虽然气虚，但是单独服用补气、壮阳药物是不行的，应当将补阴作为基础，用药性平和的方剂补气，缓补。

此外，如果常常觉得纳呆、胸闷、苔腻不化等高血压患者，更应当慎重服用补药。应当在医生指导下，首先服用健脾化湿、祛痰中药进行调理，症状得到缓解之后，酌情增加进补药物。

冬季降压，要有科学依据

提到冬季，人们首先想到的就是"寒冷"一词，的确，冬季天气寒冷，气候干燥。尤其对于高血压患者，更应当小心，因为冬季气温突然变冷，容易导致血压不稳，进而引发各种并发症。专家提醒，坚持服药为高血压患者控制病情最直接、最有效的方法，而且用药的过程中应当注意预防不良反应的出现。

一、选择长效降压药

长效降压药可维持血压基本稳定，预防血压波动，还能够保护靶器官，降低各种危险并发症的出现。服用小剂量长效降压药就能够达到和大剂量普通制剂一样的效果，因此降压效果更平稳，血压昼夜变异小，还能够避免清晨血压骤然上升。每天服用1次长效降压药的时候注意不能将降压药掰开，以免加速药物释放，导致血液浓度突然上升，血压骤然降低，并且，这种服药方法还可能会增加药物毒副作用。

二、最好在清晨服药

多数高血压患者的血压会呈现出"两高一低"曲线，也就是上午9：00～10：00的时候，血压处在高峰状态，下午6：00～8：00的时候会出现第二个血压高峰，午夜的时候血压最低。通常情况下，入睡之后血压比白天降低20%左右。所以，高血压患者最好在清晨服药。

如果服用的是短效或中小降压药，每天应当服用2～3次，最好不要睡前服药，因为晚上血压会下降，此时再加上药物作用，会使得血压大幅度降低。并且，夜间血流会变得缓慢，血流量降低，血黏度上升，此时服药很容易出现脑血管意外。

但是有些高血压患者到了晚上血压是不下降的，甚至上升，被称为"非构型"或"反构型"，这样一来，患者睡前服药或服用长效降压药就能够预防夜间脑血管意外的发生风险。

三、从小剂量服起

服用任何降压药的时候都应注意，从小剂量服起，以免出现不适，循序渐进地服药能够减少不良反应的出现。服药剂量大，疗效的增强并不明显，但是毒副作用却会增大。

四、合理地联合用药

现在，治疗高血压常用药物包括利尿剂、β 受体阻滞剂、血管紧张素转换酶抑制剂、钙拮抗剂、血管紧张素 Ⅱ 受体拮抗剂，每类药物的特点、功效不同，单一某类药物的降压效果并不明显，而小剂量药物联合使用能够起到非常好的降压效果，还能够降低不良反应的出现。

五、坚持服药

很多患者由于各种原因不能坚持服药，使得患者的病情容易反复，不但增大了治疗难度，还容易引发各种并发症，因此，坚持服药对降压有重要意义。

六、不能大剂量服药

人体脑组织血流量依靠血压来维持，多数高血压患者存在动脉硬化，其主要脏器或多或少存在供血量不足状况。有些高血压患者由于急着降压，大剂量服用降压药，不遵医嘱、不看病情服用高效降压药，使得血压骤然下降，血流速减慢，大脑供血严重不足，血液黏稠度上升，血小板和纤维蛋白大量沉积，形成血栓，阻塞脑血管，进而引发卒中。

七、利尿剂要慎服

对于处在 Ⅱ 期和 Ⅲ 期的高血压患者来说，肾功能已经受损，并且伴随着不同程度水肿，医生常常会根据患者高血压和浮肿程度对患者进行利尿降压治疗。患者也会遵照医嘱服用利尿剂，此类药物虽然可以降压，但同时具有很强的利尿之功。人体中如果大量失水，血压便会高度浓缩，血液的黏滞度上升，进而形成典型低血压、高黏滞度，进而引发缺血性卒中。

八、慎重使用镇静剂

高血压患者多半会伴随着失眠、精神紧张等神经系统症状。为了平稳血压，患者可通过服用适量镇静剂辅助治疗。但是要注意，不能服用过量镇静剂，因为镇静剂作用过强同样会导致血压短时间内迅速下降，使得脑组织血流量下降、缺氧、缺血，进而引发中风。高血压患者可服用作用比较缓和的镇静剂。

药枕，帮你安眠降血压

药枕和高血压疾病的防治之间会有什么样的关系，可能很多人看到这个题目的时候会觉得迷惑。下面就来为大家详细地介绍一下这其中的缘由。

从中医的角度上说，头为诸阳之会，精明之府，气血上聚于头，头和全身的经脉紧密相连。如果长期高血压，就会引发一系列头部症状，如心悸失眠、烦躁不安、头晕目眩等。而此时如果选择一个适合自己的药枕，不但能够改善上述症状，还能够改善局部微循环，调整脑部神经。

那么药枕降压的机制是什么呢？

一、药物降压

药枕的枕芯中添加了具有芳香气味、挥发性、磁性成分的药物，能够直接作用在黏膜、皮肤、五官七窍，渗透到血脉里面，进而达到病灶，扩张血管，醒脑安神，调理气血，调节脏腑功能，治疗高血压。

二、调节血管神经

药枕能够通过机械刺激治疗、药物治疗刺激患者的颈部血管、皮肤微循环，进而加速微循环和血流，以松弛血管、肌肉，促进人体的内循环相对稳定，以治疗高血压。颈项和后头部分布着丰富的血管、神经，如颈外动脉、椎动脉和相应的静脉及分支，主要神经还有分支。

三、经络调节

药枕疗法能够通过机械刺激、药物刺激激发颈部经络之气、促进感传，进而畅通经络，促进气血流通，以调节阴阳的平衡，进而降低血压。药枕的主要治疗部位为颈项部位，几乎所有经络都会直接或间接同颈项发生关系，大量重要脑穴分布在颈项。刺激颈部，上述穴位也能够得到相应刺激。

四、心理调节

很多药枕能够散发出芳香气味，并且改变了就寝时的枕具，能够让患者出现身心状态的改变，对于高血压患者来说有非常好的心理调节之功。

下面就来为大家介绍几种常见的药枕：

一、桑菊枕

取桑叶、菊花各 500 克，薄荷 30 克，冰片 20 克，做成药枕。具有平肝潜阳、芳香降压之功，针对的是肝阳上亢型高血压。

二、枯草荷叶枕

取夏枯草 1 000 克，荷叶 500 克做成药枕。具有清泻肝火，平肝降压之功，针对的是肝火上炎型高血压。

三、桑叶地黄枕

取桑叶、干地黄、巴戟天各 500 克，丹皮 200 克，做成药枕。具有双补阴阳之功，针对的是阴阳两虚型高血压。

四、菊花决明枕

取白菊花或野菊花1 500克，决明子1 000克做成药枕。具有平肝泻火，明目降压之功，针对的是肝火上炎型高血压。

五、茶叶枕

取浸泡过的茶叶渣2 000克，然后将浸泡后的茶叶渣收集好晒干或烘干，最后装到枕芯中，做成药枕。具有清凉泻火、平肝降压之功，针对的是肝火上炎型高血压。

六、天麻钩藤枕

取天麻200克，钩藤1 500克，罗布麻叶300克，研成粗末，做成药枕。具有平肝熄风，清肝降压之功。针对的是肝风内动型高血压。

七、菊芎丹白枕

取菊花100克，川芎400克，丹皮、白芷各200克。体胖、午后潮热者，可增加丹皮用量至300克；头痛遇寒即发者可增加细辛2 000克。此药枕具

有清肝明目，活血通络之功。针对的是肝郁化火型高血压。

八、黑豆磁石枕

取黑豆、生磁石各1 000克。先将生磁石打碎成高粱粒大小，同黑豆混合均匀，装到枕芯里面，做成药枕。此药枕具有滋补肝肾，养阴降压之功。针对的是肝肾阴虚型高血压。

九、晚蚕沙枕

在夏季的时候收集家蚕幼虫新鲜粪便，立即晒干或烘干，除掉里面的杂质，装进枕芯，做成药枕。此枕具有化浊除湿，祛痰降压之功。针对的是痰浊内蕴型高血压。

中药降压，要辨证施治

从中医的角度上说，高血压为情志所伤、饮食失节、内伤虚损等因素引发人体中阴阳失衡所致。特别是肝肾阴阳失衡、肾阳不足，肝阳上亢等下虚上实症，长期不愈，均可能损及阳气，最终形成阴阳两虚证候。

高血压病通常分成肝阳上亢、肝火上炎、肝肾阴虚、阴阳两虚、肝胆火盛、阴虚阳亢、痰湿阻逆、瘀血阻络等类型。

现在，中医治疗高血压的中药、中成药的种类也很多，对于中药或中成药的选择，应当在中医指导下应用，对高血压的治疗讲究辨证施治、整体调理，针对不同类型的患者采用不同的治疗方法，千万不能盲目用药，以免耽误病情。下面就来分别介绍一下适合高血压患者的中草药和中成药：

一、中草药

玉米须：每天取干玉米须 30 克煎汁，代替茶来饮用，3 个月左右即可生效，并且能够巩固降压疗效。玉米须的降压之功主要和扩张末梢血管、对抗肾上腺素升压效应有关。玉米须还具有非常好的利尿、消除高血压蛋白尿之功。

野菊花：野菊花味辛苦，性寒。内含多种挥发油，油中含樟脑、樟烯、当归酸酯。具有非常好的降压之功，其作用机制为通过对抗肾上腺素，扩张血管、抑制血管运动中枢降压。适应证：头痛、眩晕、目赤等症，服用量为 10～15 克。

葛根：葛根中富含葛根素，通过阻断 β 受体而降压。它还能够改善脑部血流量和机体动脉循环、冠状动脉血流量等。适合高血压伴随着冠心病和脑血流供应不足的患者。每天取葛根 30～50 克，煎煮成汁，上下午分服，能够改善高血压颈项强痛、头晕头痛、耳鸣、肢体麻木等。但是用此药降压效果不明显，应当同山楂、菊花、决明子一同服用。

丹参：丹参味道微苦，能够直接作用在小动脉壁上，进而降低外周阻力，松弛血管平滑肌，扩张血管，降低心率，同时活血化瘀。丹参之中含有丹参酮、异丹参酮、隐丹参酮、丹参酚和水溶性丹参素，还含有儿茶酚醛、原儿茶酸、维生素 E 等，具有非常好的钙离子通道阻滞之功。适应证：胸闷、头痛、舌暗等瘀血阻滞，使用量为 5～10 克。

黄连：黄连中含有小檗碱，能够扩张血管，抑制升压反应、血管运动中枢作用，进而达到降压之功，并且还能够扩张血管、改善肾血流量、抗高血压、降低血糖，因此适合伴随着肾脏疾病或糖尿病的高血压患者服用。每天煎服 30 克的黄连，同仙茅、当归、巴戟天、知母、黄檗一同熬成汤药饮用效果更佳。但是要注意，黄连味苦寒，脾虚便溏者应当慎用。

泽泻：味甘性寒，富含泽泻醇 A、B，挥发油，胆碱，卵磷脂，维生素 B，钾盐等，能够通过促进排钠，降低细胞外液容量，扩张外周血管，进而降压。属于利尿降压药物，能够利水渗湿，适合眩晕、肢肿、舌苔滑腻的患者服用。使用量 5～10 克。

石决明：具有镇静、扩张外周血管、加速利尿、调节钙代谢之功，进而降压。石决明中富含碳酸钙，以及二十多种氨基酸、胆素、壳角质等，对人体健康有益。适应证：头昏目眩、目赤、便秘、烦躁、肝阳上亢、肝肾阴虚等。可与菊花、钩藤、生地同用。使用量 15～30 克。

杜仲：味甘性温，内含杜仲胶、生物碱、树脂等，能够扩张血管、降压，还能够降血脂。与枸杞配伍，降压的效果更好。此外，杜仲还具有温补之功，适合眩晕，并且伴随着腰酸腿软的患者，使用量 10～15

克，阴虚火旺者应当慎重使用。

钩藤：具有平肝熄风、镇静之功。内含降压成分钩藤碱、异钩藤碱、去氢钩藤碱、毛钩藤碱等。降压之功同钙离子拮抗有关，也就是抑制钙离子从细胞外进入细胞内，扩张外周血管，降低血管阻力，进而降压。同西药钙离子拮抗降压药相似，但是没有不良反应。此外，钩藤还可抑制神经节、抑制神经末梢递质释放、抑制血管内感受器，进而降压。取钩藤 30 克用水煎服，每天早晚分服，可降压，能够缓解高血压头痛、头晕耳鸣、心悸之功。适应证：头目胀痛、眩晕、烦躁，使用量 10 ~ 15 克。

二、中成药

安宫降压丸，具有清热镇静、平肝降压之功。针对的是肝阳上亢型高血压，适应证：头晕目眩、脑胀项痛、心悸、失眠、多梦、易烦易躁。每次服用 1 ~ 2 丸，每天服 2 次。

降压避风片，具有清热平肝、降火之功。适应证：头痛、目赤、口苦、烦躁易怒等，针对的是肝火上炎型高血压，每次服用 3 ~ 6 片，每天服 2 次。本品为中西药配伍组方，内含利尿剂，不能同西药利尿降压药同用，糖尿病患者慎用。

复方羚角降压片。具有平肝抑阳之功。适应证：头晕目眩、风气内动、中风先兆等。针对的是肝阳上亢型高血压，每次服用 4 片，每天空腹服用 3 次。此药可预防脑卒中。

降压灵片。具有清热利水、平肝潜阳之功。适应证：头痛、头晕、耳鸣、眼胀、烦躁易怒等，针对的是肝阳上亢型高血压，每次服用 6 片，每天服 3 次。

降压袋泡茶。具有清热泻火、平肝明目之功。适应证：头痛、目赤、面红、耳鸣、口苦、小便黄赤等，针对的是肝火上炎或肝火亢盛型高血压。沸水泡饮，每次服用 1 袋，每天服 3 次。

降压丸。具有清肝滋肾、泻火之功。适应证：头痛眩晕、耳鸣、腰痛等，针对的是肝阳上亢型、肝火上炎型高血压，每次服用 6 克，每天服 3 次。

罗布麻降压片。具有平肝潜阳、熄风活血之功。适应证：头晕目眩、动脉硬化、血脂上升等，针对的是肝阳上亢型高血压，每次服用 4 ~6 片，每天服 3 次。

高血压速降丸。具有清热息风、平肝降逆之功。适应证：头晕目眩、头胀头痛、项强颈痛、面色红赤、烦躁不安、吐字不清、步履蹒跚、感知能力下降等症。针对的是痰火壅盛型高血压，每次服用 20 小丸，每天服 2 次。

牛黄降压丸。具有清心化痰、平肝泻火之功。适应证：头目晕眩、烦躁不安等症。针对的是痰火壅盛型高血压，每次服用 20 丸，每天服 3 次。

山绿茶降压片。具有清热解毒、平肝潜阳之功。适应证：高脂血症，眩晕耳鸣、头痛头胀、心烦易怒、失眠多梦，针对的是肝阳上亢型高血压。每次服用 4 片，每天服 3 次。

山楂降压片。具有滋阴平肝之功。适应证：眩晕耳鸣、烦躁失眠、腰膝酸软、四肢麻木，针对的是阴虚阳亢型高血压，每次服用 5 片，每天服 3 次。注意：胃酸过多者慎服。

脑立清。具有清肝泄热、平肝潜阳之功。适应证：眩晕耳鸣、头痛头胀、心烦失眠、痰黏作呕等症。针对的是肝阳上亢型高血压，水丸每次服用 10 粒，每天服 3 次。注意：孕妇忌用。

菊明降压片。具有降压利尿之功。针对的是高血压病和慢性肾炎型高血压。每次服用 6 克，每天服 3 次。

镇心降压片。具有降压宁心之功。适合各种类型高血压。每次服用4~6片，每天服用3次。

脉君安片。平肝熄风、解肌止痛之功。适合各型高血压。每次服用5片，每天服用3次。此药中含有双氯噻嗪，不宜同西药利尿剂同服。

降压片。具有平肝降压之功。适合各型高血压。每次服4片，每天服3次。

按摩疗法，对高血压有奇效

通过按摩的方法治病防病、健身延寿在中国已经有数千年历史了，自古以来，中医就非常重视这方面的养生问题。著名医家孙思邈曾经说过：

"按摩日二遍，一月后百病并除，行及奔马，此是养身之法。"每天摩面浴头，能够保持面色光泽，预防高血压。每天摩耳，可畅通全身气血，祛百病；摩腹，可助消化、开胃健脾。高血压患者在服药的过程中采取按摩的方法能够辅助降压。下面就来介绍一下常见的适合高血压患者的按摩方法。

1. 推头：用双手上的大小鱼际按好头部两侧，反复揉动，从太阳穴一直揉到风池穴，之后用双手拇指按摩风池穴，直到出现酸胀感为止。

2. 顺气：将双手平放到胸前，掌心贴到胸部，用鼻子深深地吸上一口气，之后用口呼气，双手慢慢向下摸至小腹，重复上述操作10遍。

3. 按腰：将双手手指并拢，之后按腰背脊柱两侧，自上至下挤压到臀部尾骨处，反复按摩20遍。

4. 按摩手指甲根部：找出大拇指指甲根处，用另外一只手的大拇指和食指将其夹住，之后转动揉搓，从指甲边缘向着指根方向慢慢揉搓，注意，力度不能太大，呼吸应当均匀，呼气的时候施加压力，尽量选择早起、午间、就寝之前做，每遍做3次，这样不但能够扩张血管，还可降低血压。

5. 按摩涌泉穴：这种方法简单而又实用，坐到床上，用两手拇指指腹从涌泉穴一直推到足根，出现局部热感后终止操作，每天做1~2次。按摩涌泉穴的时候呈坐位，将一条腿放到另一条腿上，同侧手托好脚踝，用另一只手小鱼际处在涌泉穴上推擦，至脚心发热为止，之后换另一条腿。

还有一种按摩方法为：坐在床上，两脚心相对，用双手拇指指腹从脚跟向前推到涌泉穴，从上到下反复推36次，直到脚心发热。按摩涌泉穴的时候动作要缓慢、连贯，力度要适宜。刚开始按摩的时候速度宜慢，时间宜短，适应一段时间之后逐渐提升按摩速度。在按摩脚时，还可多动脚趾。

6. 捏手掌心：血压迅速上升的时候，捏手掌心能够紧急降压。具体做法：从右手开始，用左手大拇指按摩右手掌心，从手掌心按到指尖，然后从手掌各个部位起按到每根指尖，最后再按照上述方法按左手掌。

7. 足部按摩法：从中医经络学角度上说，脚心为肾经上的重要穴位—涌泉穴的所在之处，而手心为心包经上的重要穴位—劳宫穴的所在之处，经常用手掌按摩脚心，可健肾、理气、益智、交通心肾，使得水火相济、心肾相交，进而防治失眠、多梦。对于高血压患者来说也是非常有好处的。

我们的足部与全身脏腑健康相关，承载着整个身体的重力，因此被称作人的"第二心脏"，我们的头向着足跟处，而臀部向着足趾处，脏腑分布在跖面中部。可根据此原理、规律，刺激足部穴位，调整身体功能，治疗脏腑疾病。

从解剖学的角度上说，脚上分布着大量血管、神经，大量神经末梢和头、手、身体内部组织器官关系密切，因此，单纯用手按摩足心就能够治疗多种疾病，尤其是高血压。

8. 按摩曲池穴、太冲穴：患者用大拇指沿逆时针方向按摩两侧曲池穴（屈肘成直角，肘横纹外侧端和肱骨外上髁连线中点，完全屈肘时，肘横纹外侧端处）、太冲穴（位于人体足背侧，第一跖骨间隙后方凹陷处），分别按揉 5 ~ 15 分钟。

曲池穴位手阳明大肠经合穴，阳明经气血充足，可"合主逆气而泄"，所以此穴能够通腑泄热，调和气血；太冲是足厥阴肝经的原穴，腧穴，足厥阴经是气血充足的经络，肝属阴，主藏血、疏泄，按摩此穴可调和气血、疏肝理气、平肝熄风。临床曾报道，刺激曲池、太冲穴能够调气降逆，平肝潜阳，改善高血压患者的收缩压、舒张压。

上述按摩方法均适合高血压患者，但是按摩的过程中应当秉承坚持不懈的原则，因为穴位按摩的方法起效慢，坚持不懈才能看出效果。

贴敷疗法，也能治疗高血压

贴敷疗法是指在中医经络理论指导下，根据穴位、药物特点，将药物放到穴位局部皮肤上（穴位浅层或深层），通过经络、穴位、药物的作用，调节人体阴阳平衡，还可调和气血，疏通经络，补虚扶正，祛除外邪，以治疗疾病作为目的。贴敷疗法对高血压有效，主要依靠的是药物、穴位刺激的作用。下面就来为高血压患者介绍几种常见的贴敷疗法：

一、涌泉穴贴敷疗法

涌泉穴位于足底前，为足少阴肾经之井穴，肾主纳气，能够调节全身之气机。研究表明，刺激涌泉穴能够改善机体循环，增强免疫力。所以，脚心采取贴敷疗法可以降压，并且安全、有效，简单、易行。

可以取吴茱萸 30 克，研成末后用适量醋调成糊状，敷到双脚涌泉穴处，然后用纱布裹好，每 24 小时换一次药，通常服药 12～24 小时后，血压就会降低。

还可以取吴茱萸 46 克，硫黄和面粉各 16 克，一同研磨成末，之后用酒炒热，遵循男左女右的原则包裹足心。

或是取等分吴茱萸和肉桂，一同研磨成末之后敷到足心处。

二、肚脐贴敷疗法

肚脐贴敷疗法为古老的治病之法，也是中医外治方法之一，这种方法利用的是药物对肚脐的刺激，进而疏通经络，增强气血运行，调理脏腑功能，进而调整血压。

可取吴茱萸 30 克，川芎 30 克，白芷 30 克，一同研成细末，过筛，放到瓶子中，密封备用。之后取 15 克混匀的药末用脱脂棉裹好，填在肚脐中，用手向下压好，然后用纱布覆盖，再取胶带固定好，每天换 1 次药，每 10 天为一疗程。

还可取吴茱萸、肉桂、磁石各 30 克，适量蜂蜜，混合均匀之后研成细末，密封保存。每次取 5～10 克，用蜂蜜调成软硬适中的药饼两个，分别贴到患者的涌泉穴和神阙穴上，用胶带固定好，最后取艾灸悬灸 20 分钟，每天 1 次，每 10 天为一疗程。

刮痧疗法，选好穴位降血压

现代人的保健意识和知识越来越高，因此，对高血压这种虽然没有显著自觉症状的慢性疾病的警觉度也提高了不少。

中医认为高血压为精神紧张、抑郁寡欢、多食肥腻、饮酒过度引发肝肾阴阳失衡所致。现代医学认为此病有遗传性，治疗高血压的过程中，除了可以通过药物降压，还可采用中医刮痧之法，效果也是不错的，下面就来详细介绍一下适合高血压患者的刮痧疗法：

一、选穴

高血压患者主要刮痧穴位包括风池穴（位于项部，枕骨下面，和风府相平，胸锁乳和斜方肌上方凹陷处）、肩井穴（位于大椎穴和肩峰端连线的中点处）、曲池穴（位于肘横纹外侧端，屈肘，尺泽和肱骨外上髁连线中点处）、足三里穴（位于膝盖下3寸，胫骨外侧一横指处）、三阴交穴（位于小腿内侧，足内踝尖上3寸，胫骨内侧缘后方）。

二、刮痧顺序

从风池穴、头后部、肩井穴和肩部刮起，之后刮背部膀胱经、手臂曲池穴，最后刮下肢三阴交穴和足三里穴。

三、刮痧方法

先在需要刮痧的地方涂抹适量刮痧油。高血压患者刮痧的常见部位包括颈背部、胸部肌肉胀痛处。如果身体的胀痛感不明显，可以将督脉两旁俞穴（取穴时采用俯卧姿势，腰俞穴位于腰部臀沟分开处）、足太阴膀胱经、足少阳胆经、颈部、腋窝动脉行走处作为重点刮痧部位，头痛严重的患者可以从百会穴（头顶正中线和两耳尖连线交点处）向下用力刮痧；情绪波动较大，经常伴随着心悸、心烦的患者可刮手少阴心经和手厥阴心包经，血压高，并且伴随着体虚头晕的患者，可加刮下肢足太阴胆经和足阳明胃经。

四、刮痧手法

涂好刮痧油后，取出刮痧板，和凸面皮肤呈 45°角从上到下紧压皮肤刮，刮痧手法从轻到重。刮痧的力度以刮痧过后患者自觉身体轻松为准。身体胀痛、头痛、伴随高血压的患者，需要反复刮痧，每次刮痧时间大概 10 分钟。如果没有凝血机制障碍，出现人工瘀斑为正常现象，能够增强疗效。通常，刮痧出的人工斑 3 ~ 5 天就能消退。

篇三　高血压患者的黄金饮食原则

1. 舌尖上的健康：高血压患者应该
知道吃什么、怎么吃

降压这事，饮食很关键

家中有高血压患者，饮食上一定要严格注意，如果存在家族史性高血压，不仅是患者本人，家人也应多注意生活中的点滴，尤其是饮食方面，严格控制饮食宜忌。要知道，贴近生活的降压才是最根本、最简单而有效的。

早餐可以补充些酸奶，因为酸奶中富含钾元素，对于血压的控制非常有好处。每天适量增加富含钾元素的食物的摄入，如土豆、香蕉、牛奶等，连续五个星期能够明显降低血压。

平时也可以适量喝些不加糖的鲜榨橙汁，因为橙汁中富含维生素C，具有非常好的扩张血管的功效，也可以每天服用60毫克维生素C片，或多吃些蔬菜、胡椒、酸味水果，都能够起到相同的作用。

此外，高血压患者应当减少咖啡的饮用量，因为咖啡中含有咖啡因，它能够收缩血管，进而引发血压升高。

高血压患者不宜将面包作为晚餐主食，因为白面包里面的小麦粉可以增加体内胰岛素的分泌，几小时之后，血压便会上升。

有些患者只信药物降压，根本不相信饮食能够降压。我们可以回头想想，高血压最主要的诱因是什么？饮食，正是因为患者患病之前饮食无度，不加节制，什么高蛋白、高脂肪的食物都大吃特吃，久而久之便引发了肥胖，进而出现高血压。

不信的话我们可以观察一下自己周围的高血压患者，大都大肚腩一挺，带着双下巴、胖乎乎的一张脸。这些都说明饮食结构的合理与否与高血压之间的关系密切。

即使你平时按时按量吃药，可一旦不注意饮食，大肆吃肉，就会导致血压不稳，还可能诱发中风、偏瘫等，严重威胁着患者的生命安全和身体健康。

俗话说得好："病从口入。"本来病就是从口而来，如果已经到了患病的程度还不懂得从改善饮食规律、饮食原则、食谱等入手控制血压，病情只会越来越难控制。从贴近生活的饮食入手降压是一切治疗方法的基础。

垃圾食品，引发心脑血管疾病

不良的饮食习惯在很大程度会引发心脑血管疾病，而西方国家的快餐就是危害食品之一，目前，国际上将薯条、汉堡等西式快餐称作"垃圾食品"。

西方人的生活节奏非常快，因而他们的快餐行业也非常发达，"热狗"是我们比较熟悉的西式快餐，具体做法为：两片黑面包夹上一根香肠，价格低廉，深受欢迎。汉堡也是大家熟悉的快餐之一，但是汉堡的面粉之中添加了大量香料，吃起来香甜可口。薯条，就是将土豆切成条状后放到锅中炸制而成，酥脆、味香。多数西式快餐脂肪、糖类、蛋白质含量较高。

此外，西方人还喜欢吃巧克力、蛋糕、奶油等，很少吃天然食品，喜欢喝碳酸饮料，喜欢吃肉类。烹调的过程中习惯加饱和脂肪酸含量较高的动物油脂，而且每天都会摄入大量黄油。因此，西方人心脑血管疾病的发生率非常高。西方人还喜欢喝咖啡，不但容易提升血脂，还会刺激心脏。

西方人常常会从超市中购买大量冷冻食品，而且他们喜欢吃罐头和腌腊食品。多数西方人体重超标，很大一部分原因就是过量食用垃圾食品。

此外，还有研究发现，发达国家乳腺癌、直肠癌、肺癌的发病率非常高，位居世界前列。再看看贫穷落后的国家，此类疾病的发病率非常低。从这里我们也能看出，饮食方式与身体健康之间关系密切。

美国康奈尔大学的肯博教授曾进行过多年追踪调查，发现吃低脂肪食物的中国人，乳腺癌的发病率非常低，直肠癌、肺癌的发病率更低。而那些以高脂肪食物为主的国家的人，如美国人、英国人、瑞典人等，罹患此类疾病的可能性非常高。

如今，我国的儿童和成人都有"向垃圾食品看齐"的倾向，工作压力较大，再加上懂得烹饪的人寥寥无几，为了节约时间，用快餐代替正餐。孩子们为了美味的垃圾食品往往会放弃营养丰富的正餐。正是这些不良的饮食习惯，使得近些年来我国高血压的患者趋向年轻化。

还有些不负责任的家长为了不让孩子哭闹而给孩子堆起"垃圾食品山"，完全不控制孩子的饮食，岂不知这样做孩子的体质会一天天变差。

通过上述介绍，我们也能看出垃圾食品对于人体的危害有多大，应当从现在做起，减少垃圾食品食用量，为身体健康打好基础。

190

食材选择，需依病而定

饮食在人们的生活中占据着重要地位，我们每一天都离不开饮食，它是我们生命活动的物质基础，能够改善人体器官功能，维持正常生理平衡，调养机体。

如今，治疗疾病的方法包括运动疗法、药物治疗和饮食疗法三种，其中，药物治疗是最容易被人们接受也是最有效的，尤其对于慢性疾病来说，通过食物调养的效果更好。

高血压患者具体应用饮食疗法治疗疾病的过程中，应当根据高血压病饮食原则对症进食，合理搭配，适当增加优质蛋白质的摄入，减少总能量、脂肪、食盐的摄入，限制饮酒，饮食有节，不能饥一顿饱一顿，也不能偏食或嗜好某种食物。可以根据患者病情和个体差异制订长期、适宜的食疗计划。

但是要注意，饮食疗法虽好，却不能急于求成，因为它的疗效较慢，并非一朝一夕就能看到效果，而且作用较弱，需要配合运动疗法和药物疗法。

中医将食物分成了温热寒凉四种性质，食物的寒热属性是从食物作用在机体后发生的反映中得来的。通常情况下，能够助阳补火、温中散寒、益气，或是能够助热燥火、损耗人体阴液的食物为温热的，如韭、蒜、姜、葱等。反之，有解毒、清热、泻火、平肝安神之功，或者可抑制、损害人体阳气的食物，属寒凉性质，如西瓜、苦瓜、梨子、紫菜。食物过于寒凉或过热的较少，有些食物寒热性质不明显，称为平性。此外，食物还能够根据不同味道分成"五味"。

1. 酸味酸入肝，酸涩口味的食物有收敛、固涩之功，常用在咳嗽不止、泄泻、尿频、虚汗频出、滑精、各种出血病症上。感冒出汗、急性肠炎泄泻、咳嗽初起者要慎用。因为酸味具有固涩特性，容易敛邪。常见的酸味食物：马齿苋、山楂、乌梅、橘子、葡萄、橙子等。

2. 甘味甘入脾。甘味食物能够治疗气虚症。具有补益、和中、缓和拘急、止痛之功，但过食甘味对身体健康不利。常见的甘味食物：土豆、白菜、栗子、大枣、甘蔗、豆类、谷类、肉类、鱼类等。

3. 苦味苦入心。苦味食物具有清热、泻火、燥湿、解毒之功，能够治疗热症、湿症。苦寒也会败胃，脾胃虚弱的患者要慎重食用。常见的苦味食物：苦瓜、杏仁、百合、白果、桃仁等。

4. 辛味辛入肺。辛味食物具有发散、行气、行血之功，能够治疗感冒表证寒凝疼痛病症。并且，辛味食物多发散，容易伤津液，食用的时候一定要控制好量。常见的辛味食物：辣椒、葱、姜、韭菜、蒜、芥末、胡椒、洋葱、茴香等。

5. 咸味咸入肾。咸为百味之首。咸味食物具有软坚、散结、泻下、补益阴血之功。常见的咸味食物：盐、紫菜、海带、海米、海蜇等。了解完食物的性质，再来为大家介绍一些进食原则。

对于体质偏寒的人来说，应当适当吃些温热性质的食物，如葱、姜、蒜、羊肉等，尽量避免吃寒性食物；体质偏热的人应当适当食用寒凉性质的食物，如绿豆、西瓜、芹菜等，尽量少吃辛燥温热食物。

身体肥胖的人多为痰湿体质，应当多吃些清淡食物，平时可以增加高膳食纤维食物的摄入，能够产生饱腹感，有助于减肥；身体瘦弱的人多火，应当适量食用滋阴生津食物，如果脾胃功能不是很好，平时可以喝些山药莲子粥。男子可多吃滋补肝肾的食物，女子可多吃调补气血的食物。

此外，还可以根据病情的寒、热、虚、实来选择相应的食物。寒者热之，热者寒之，虚者补之，实者泻之。寒冷疾病可服用姜、酒、羊肉等温热；燥热疾病可服用生梨、香蕉、西瓜凉之；实性疾病可服用麦芽、山楂、陈皮等通泻；气血虚衰性疾病可适当服用当归、人参补益。

少吃盐，才能控病情到目前为止，我国高血压患者人数已经达到了1.2亿，很多人都听说过低盐饮食最为健康，低盐是人类有效防治高血压的基础。

盐为人类延续生命之必需品，能够调节人体内水分的均衡分布，维持体液平衡，适量摄入食盐对健康有利，但过量摄入食盐却对身体健康不利。

人体摄入的食盐越多，血压水平就会越高，也就是说，钠离子排泄量或盐摄入量和高血压呈正相关。研究发现，我国南方高血压的发病率比北方低，主要是因为北方人摄入的食盐量比南方人多很多。

对于已经出现高血压的患者来说，限制食盐的摄入量是必需的。相关资料显示，轻、中度高血压患者如果限制食盐的摄入，不但能够减少降压药物使用剂量，还能够提高降压药物疗效。高血压早期轻度患者仅通过限制食盐摄入量就可能恢复正常血压水平。因此，无论是预防高血压还是控制高血压病情，都要限制盐的摄入。

北方人口味较重，所以，更要注意清淡饮食。高血压患者体内每增加7克钠就会同时潴留1 000毫升水分，增加循环压力，导致血压进一步上升。所以，如果尚未服用利尿剂，应当严格限制盐分摄入。

高血压要控制每天盐分的摄入，通常每天6克左右食盐为理想的食盐摄入量，早餐时尽量避免食用腐乳、腌菜等咸食；午餐和晚餐炒菜的时候尽量少放酱油、盐。

适当减少钠盐摄入对于降血压、减少体内钠水潴留有帮助。注意减少钠盐摄入的同时，还应注意食物里面的钠含量，如，挂面中钠含量较多，蒸馒头时用酵母代替碱，使用无盐酱油等。

清淡一点，血压就低一点

为了降血压，一定要保持饮食的清淡。有些高血压患者一听到"清淡"二字就头疼，在他们看来，清淡无非是清汤寡水、菜叶一堆，和"美味"是挂不上钩的。实际上，清淡饮食也是可以做成美味的，关键看你能否充分利用起厨房中的食材。

一、用高汤调味

高汤主要包括蔬菜汤、鸡骨汤等，营养丰富，味道鲜美，用高汤蒸煮食物，不但能够让菜肴变得美味可口，还能够增加菜肴的营养价值。

二、利用浓味食材

芝麻、花生、紫菜等食材香味浓厚，可增添菜肴香气。如果将上述食材切碎后放到汤羹之中，或者作拌菜调料加入一些，能够增加菜肴香味。

三、天然食物酸的应用

可以用柠檬、柚子等水果里面的酸味为烤鱼等菜肴调味，不但能够代替酱油、盐，还能够为人体补充维生素，这样烹饪出的菜肴风味独特。用这些酸味做凉拌菜也是非常好的。

四、荤素搭配

实际上，让高血压患者长期和"和尚饭"打交道并不科学，不但患者本人觉得清淡无味，患者的身体也会缺乏一些营养素，将荤素搭配在一起食用，不但能够丰富菜肴，还能够增强菜肴营养，可谓色香味俱全。比如，做汤羹的时候可加入适量肉末或海米，味道是非常不错的。

五、掌握火候

有些食物烹饪过嫩会有生味，不易入口，但是烹饪时间过久又会变老，吃起来毫无鲜嫩之感，因此，如果想要让高血压患者的饮食变得更丰盛、更合胃口，应当控制烹调时的火候。

六、豆制品代替肉类

高血压患者不宜过量食用肉类，饮食宜清淡，但是多数高血压患者肥胖、喜食肉类，看到肉的时候很难控制住自己的嘴，这时候不妨到市场中买些素肉（豆制品），味道类似肉类，高血压患者嘴馋的时候可以吃些素肉解馋，不但不会引发高血压，还能够为人体补充足量蛋白质，可谓一举两得。

补钙，饮食中的重点

患上高血压之后，医生通常会让患者服用降压药，这其中就包括钙通道阻滞剂。那么有些患者看到这里就会觉得疑惑，你不是说要补钙吗？降压药中的钙通道阻滞剂为的是阻断钙，和补钙矛盾吧？

研究表明，不管是遗传、内分泌、肾性或神经性等因素导致的高血压皆为钙流入细胞的量增加，引发血管收缩、阻力上升，进而导致血压升高。服用钙通道阻滞剂为的是阻止钙流入细胞，进而降血压。补钙则是调整细胞外钙浓度，这同样可以降压。因此，高血压患者补钙是必需的。下面就来详细介绍一下合理补钙对于降血压的好处。

1. 资料表明，每天补钙 1 000 ~ 1 400 毫克能够辅助降压，同时能够帮助轻度高血压患者恢复血压正常。补钙还能够抵制钠元素的升血压作用，增加饮食钠排放量，进而减轻水钠潴留。

2. 钙对维持正常神经肌肉应激性、腺体分泌和酸系统活性，尤其是凝血过程中的作用很大，为人体中含量最多的金属元素。

3. 钙和高血压呈负相关。研究表明。高血压患者每天服用 1 克钙，连续 8 星期后血压就会降低。平均每日钙的摄入量在 450 ~ 500 毫克的人，患高血压的概率为每日摄入钙 1 400 ~ 1 500 毫克的两倍。所以，钙的摄入量过低容易导致血压上升。

4. 钙自身能够阻断钙通道，防止细胞外钙离子进入细胞。

5. 钙结合在细胞膜上能够降低细胞膜通透性，增强兴奋度，松弛血管平滑肌。

6. 维持足量高钙摄入，能够抵抗高钠损害。钾离子对稳定细胞膜起着非常重要的作用，高钙能够对抗高钠导致的尿钾排泄上升。

7. 甲状旁腺能够产生一种耐高热多肽物质，进而引发高血压，被称作"致高血压因子"，致高血压因子的产生主要由于低钙饮食刺激，高钙饮食就能够控制其产生。

中国人主要吃粮食和蔬菜，因此，钙的摄入水平非常低，尤其是中老年人，过去的饮食条件差，长期以来进行的都是低钙饮食，随着年龄的增大，血压水平也在慢慢升高。在我国，中老年高血压患者钙的摄入量比发达国家推荐标准差很多。

中老年人应当提高对补钙的重视程度，明白补钙为防治高血压的最佳方法，同时能够预防骨质疏松。高血压患者应当在每日饮食摄入钙的基础上再补充 700 ~ 1 200 毫克钙。如果连续服药一个月左右血压降到了正常水平，可适当减少降压药的服用量。

钙的最低补充量为 600～1 000 毫克，长期服用钙剂，可选择不含维生素 D 的钙剂。尤其要注意，钙量不是钙片重量或钙盐重量，而是钙元素含量。服用钙片的时候一定要看清说明书，以免上当受骗。

含钙较多的食物包括：豆制品、奶制品、肉类、鱼类、虾类、蛋类等，日常生活中适当增加此类食物摄入量即可。

果蔬摄取，一天也不能少

我们都知道，嗜酒、高盐饮食为诱发高血压的因素，医生们通常会劝高血压患者多吃些果蔬，少吃些油腻食物。

美国《新英格兰医学杂志》有这样的报道，他们对 495 名成年人进行了跟踪调查，先让他们少吃果蔬和相当于美国人平均量的脂肪，之后将他们分成 3 组，一组按照上述饮食继续吃，另一组增加果蔬摄入量，第三组增加果蔬、减少脂肪含量，之后继续观察 8 个星期，结果显示，多吃果蔬能够降血压，若再进行低脂肪饮食血压就会进一步降低，特别是对于轻度高血压患者来说，血压降低的就更明显。所以，增加果蔬摄入量、少吃脂肪为预防高血压最简单有效的方法。

果蔬中富含维生素 C 和果酸，能够帮助人体排出多余胆固醇，进而有效预防动脉硬化的发生。果蔬里面钠盐含量较低，钾盐含量较高。

钾对于高血压的降压作用很好，钠却能升高血压，所以，多吃果蔬能够降低人体的钠盐比例，升高人体的钾盐比例，促进胃肠蠕动，排出多余脂肪，利于减肥。

果蔬的种类很多，但并非每种果蔬都对高血压患者有好处，比如，土豆、山芋、南瓜富含淀粉、糖类，不适合高血压患者食用。

那么哪些果蔬适合高血压患者食用呢？

1. 橘子。蜜橘中富含枸橼酸、大量维生素 C、葡萄糖等营养素。

2. 苹果。经常吃苹果能够改善动脉血管硬化，对于摄入食盐过量的高血压患者有益，苹果中富含枸橼酸、苹果酸、维生素 A、B 族维生素、维生素 C 等营养素。

3. 荸荠。药用新鲜荸荠具有非常好的降压、化痰之功，并且富含粗蛋白、钙、维生素 C 等营养物质。

4. 山楂。可扩张血管，降血压，降胆固醇。

5. 菠萝。经常吃菠萝可以增强体内纤维蛋白的水解。从菠萝汁中提取的蛋白水解酶可用于抗水肿、类风湿。

6. 西瓜。夏天多吃西瓜具有利尿之功，进而降压。平时可适当食用西瓜籽，因为西瓜籽中含有一种降压成分，非常适合高血压患者。

7. 莲子心。药理学实验证明，莲子心中含有生物碱，能够持久降压，平时可用莲子心泡水代茶饮用，非常适合高血压伴随着头胀、心悸、失眠的患者。

8. 西兰花。西兰花中膳食纤维和各种维生素、矿物质含量丰富，其中丰富的钙和维生素 K 能够促进骨组织钙化，抑制骨细胞对钙的骨吸收，进而增加骨密度，预防骨质疏松，增强身体免疫力。

9. 豌豆苗。豌豆苗中富含膳食纤维及各种维生素、矿物质等，其中丰富的维生素 C 和具有分解体内亚硝胺的酶能够分解亚硝胺，进而防癌抗癌。豌豆苗里面丰富的钾元素能够帮助人体排出多余水分，利于水肿型肥胖患者减肥。

含钾食物，防治疾病更有效

高血压患者的饮食一直是患者本人及其家属、朋友关注的热门话题，到底哪些食物对于高血压疾病有帮助呢？随着人们饮食结构、生活习惯的变化，高血压在我国的发病率越来越高，因此，饮食细节对于高血压的防治来说至关重要。

研究发现，发生中风的案例中，一半以上为高血压所致，其他诱因为动脉硬化、脑动脉瘤、脑血管畸形、出血性疾病等。高血压、动脉硬化的形成、发展和患者的饮食关系密切。

美国的一项跟踪调查发现，低钾饮食的人发生中风的病死率比高钾饮食的人高，他得出的结论为：每天钾的进食量增加 10 个毫克，发生中风导致死亡的危险会降低 40%。所以，高血压和动脉硬化患者如果可以多吃些富含钾元素的食物，利于降血压，降低中风致死率。

海藻类食物中含钾量较高，其他食物含钾量不多。平时可以适当增加紫菜、海带等食物的摄入，因为紫菜、海带等虽为高钠食物，但是这些食物中的钾元素含量高于钠元素。此外，芹菜、油菜、苋菜、香菜、土豆、山药、毛豆、大豆及其制品、荞麦、红薯、香蕉等均富含钾元素。

平时饮食应当注意限盐、补钾，这对于有高血压家族史、超重、心肾功能不全、血容量增加等高血压患者来说非常有好处。跟大家推荐几个平日限盐补钾的小窍门：

1. 日常烹调一定要减少盐的添加量，久而久之也就适应了清淡饮食。

2. 平时尽量不要吃腌制食品、动物内脏、蛤贝、菠菜等含钠量高的食物。谷类和水果里面钠元素的含量较低，可适当增加食用量。碱馒头中钠元素的含量也较高，食用 250 克碱馒头就等于多吃了 2 克盐。选购盐的时候可以挑选低钠盐、保健盐等，能够起到限盐补钾之功。

3. 长期服用利尿剂、降压药的高血压患者的排尿量比较大，钾元素会随着尿液的排出而排出，非常容易发生低钾。因此，服用此类药物的患者应当做好补钾工作。食物补钾适合所有的高血压患者，但是药物补钾还应遵从医嘱进行。

中药茶饮，帮你缓解病情

对于高血压患者来说，平时喝些具有降压之功的中药茶饮改善血压状况也是非常不错的。高血压不仅是常见的慢性疾病，还可能会诱发多种疾病，如心肌梗死、脑卒中等。中药茶饮不仅味道清香，而且制作简便，容易坚持，效果也是不错的。下面就来为大家介绍几种常见的辅助降压的中药茶饮。

1. 杜仲茶：杜仲具有非常好的降压、降脂、抗药物副作用、增强机体免疫力、预防肌肉骨骼老化之功。杜仲茶能够在舒张血管的同时改善血管弹性，帮助硬化的血管恢复弹性，进而恢复血压自我调节机制，从而降低血压。

2. 玉米须茶：每天泡饮数次，每次取 30 克左右。

3. 罗布麻茶：罗布麻中含有天然的有效成分，能够激发心脏和血管功能，降血脂，提高血液抗氧化能力，进而达到降压目的。

4. 菊花茶：此处所用的菊花为甘菊，味道不苦，每天泡 3 克左右，一天喝 3 次。也可以加金银花、甘草同煎，代替茶来饮用，具有平肝明目、清热解毒之功。此茶对于高血压、动脉硬化有很好的效果。

5. 桑寄生茶：取桑寄生干品 15 克，煎煮 15 分钟之后即可饮用，每天早晚分别饮用 1 次。中草药里面的桑寄生是补肾补血之佳品。中医临床表明，用桑寄生煎汤代替茶来饮用，能够很好地治疗高血压。

6. 山楂茶：山楂中的有效成分具有助消化、扩张血管、降血压、降血糖之功，经常饮用山楂茶能够辅助治疗高血压。每天泡上两三枚山楂代替茶来饮用即可。

7. 决明子茶：取 20 克左右决明子泡水，每天饮用数次。决明子具有降血压、降血脂、清肝明目之功，经常饮用可治疗高血压。适合头痛、目赤、便秘者服用，但脾虚者不宜服用。

8. 荷叶茶：中医实践证明，荷叶浸剂和煎剂能够扩张血管、清热解毒、降血压，并且，荷叶还可消脂。用于治疗高血压时，可取新鲜荷叶半张，清洗干净后切碎，倒入适量清水，煮沸后晾凉即可饮用。

9. 莲子心茶：取莲子心 12 克放到开水中冲泡后饮用，每天早晚各喝 1 次，莲子心就是指莲子中间的青绿色胚芽，味道非常苦，但降压效果不错。此外，还具有清热、安神、强心之功，适合烦躁、失眠者服用。但是要注意，食欲不振、大便溏稀者慎用。

10. 葛根茶：将葛根清洗干净后切成薄片状，每天取 30 克左右放到锅中，倒入适量清水煎汁，代替茶来饮用。葛根能够改善脑部血液循环，很好地缓解高血压导致的头痛、晕眩、耳鸣、腰膝酸软等症，经常饮用可有效改善高血压症状。

11. 槐花茶：将槐花花蕾采摘下来后晾干，之后放到开水中泡饮，每天饮数次，有降压之功，并且，槐花还可收缩血管、止血。

12. 首乌茶：取制首乌 25 克左右放入锅中，倒入适量清水煮半小时左右，等到水温适宜后即可饮用，每天饮用 1 剂。首乌具有非常好的降血脂、减少血栓形成之功。血脂上升者可长期饮用首乌茶。痰饮较盛、舌苔厚腻者不宜饮用此茶。

降压，指的不是降营养

高血压被列入"富贵病"之一，意思就是说高血压和饮食过营养化之间有着密切的关系。因此，很多高血压患者在得病之后就会想：是不是将营养降下去就能够预防高血压，血压就能平稳？

其实不然，预防高血压应重视自身微量营养素营养状况，它们可通过增强血管弹性、韧性、通透性达到降压的目的，这样能够让血管更加年轻，让血压恢复至正常水平。其中，B 族维生素、维生素 C、微量元素对于高血压的预防来说最为重要。

研究发现，B 族维生素能够改善脂质代谢，保护血管结构和功能。每天补充适量 B 族维生素或摄入 B 族维生素含量较高的食物，对于高血压的预防是有帮助的。富含维生素 B_1 的食物包括：小麦胚芽、大豆、黑米、鸡肝、胚芽米等。维生素 B_1 不能在体内储存，因此要每天补充。富含维生素 B_2 的食物包括：香菇、牛肝、鸡肝、奶酪等。富含维生素 B_6、维生素 B_{12} 的食物包括：酵母、豆类、蛋黄、坚果类、奶酪等。

维生素 C 能够保护动脉血管内皮细胞，防止体内有害物质损害。老年高血压患者里面，血液维生素 C 最高者血压最低。维生素 C 含量丰富的食物包括：油菜、橘子、大枣、番茄、芹菜叶、莴笋叶等。所以，多吃些此类新鲜果蔬，对于高血压的防治来说是有好处的。

微量元素锌、铁、镁、镍、钴、铬能够调节血液酸碱度，让血液保持弱碱性；钼、钛、钒、硒、镁能够增强血管韧性、弹性、通透性；钒具有降低胆固醇和血脂之功。

研究表明，患者每天摄入 480 毫克镁，血压平均下降 4 毫米汞柱，因为镁元素能够松弛血管内壁。富含镁的食物包括：鱼、麦芽、菠菜和某些谷物。

铁元素能够抑制有毒害作用的元素升高血压，还能维持血液酸碱平衡。并且，铁元素还能合成血红蛋白帮助人体输送氧气、携带排出二氧化碳。研究发现，老年高血压患者血浆铁低于正常水平，可以通过吃木耳、血豆腐等富含铁的食物改善，不但能够降压，还可以预防老年贫血。

2. 日常降压有妙招：降压食材及烹饪方法

青稞，扩张血管，加速胆固醇代谢

青稞的营养价值和医学保健功能丰富，寒冷、缺氧的青藏高原人经常以青稞为食，当地的人们大都高寿，这和青稞的保健功能密不可分。《本草拾遗》中说青稞具有下气宽中、壮精益力、除湿发汗、止泻之功。

青稞中富含 β–葡聚糖和膳食纤维，具有扩张血管之功，还能够增强血管弹性，进而加快胆固醇的代谢过程，降低体内多余胆固醇含量，进而降血脂、预防高血压。

青稞里面维生素 B_1、维生素 E、烟酸的含量丰富，能够增强机体抗病能力，调节人体生理节律。此外，还具有清肠通便之功，是清除体内毒素的佳品。

青稞里面富含人体所需的有益元素，如钙、磷、铁、铜、锌、硒。青稞淀粉的主要成分为支链淀粉，此淀粉里面富含凝胶黏液，加热之后为弱碱性，具有抑制胃酸之功。

烹调的过程中要注意，青稞的颗粒非常硬，所以，煮青稞或熬青稞粥的时候时间要长些，这样才利于人体充分吸收青稞中的营养物质。

下面就来为大家介绍几个常见的青稞烹饪方法。

一、青稞饼

材料：青稞粉（生），面粉，糖，酵母粉，水，黑芝麻。

做法：

1. 取适量青稞粉放入面盆中，加入适量水、酵母粉和糖，之后将其揉成光滑的面团，然后把揉好的面团放到温暖的地方发酵 1 小时。

2. 取 75 克左右的面，搓圆，压扁，在中间粘上适量黑芝麻。

3. 将平底锅置于火上，在锅底放入少许油，然后将饼放入锅中，开小火，2 分钟之后，翻面，开小火继续煎 2 分钟，起锅，放到烤盘中，将烤箱的温度设为 200℃，中层，15 分钟即可。

二、青稞松饼

材料：面粉，鸡蛋，牛奶，炒青稞，油，盐，泡打粉，糖，蜂蜜。

做法：

1. 先将鸡蛋的蛋清和蛋黄分开，然后在蛋黄里面加入适量油、牛奶搅拌均匀，再在牛奶蛋黄糊里面筛入面粉和泡打粉，撒入适量盐，搅拌至没有颗粒；在蛋清中加入适量糖，打到蛋白出现弯尖即可。

2. 将打发好的蛋白加入搅拌好的蛋黄糊中，搅拌均匀后倒入炒青稞，搅拌均匀，之后用汤匙舀出一平勺。

3. 将平底锅置于火上，锅热后，将大汤匙中的面糊倒入平底锅中，让它自然流动成圆饼状，开小火煎，饼上会出现气泡，加热到气泡基本上消失的时候翻面，开小火继续煎 30 秒左右就能出锅了，在上面浇些蜂蜜味道会更好。

三、青稞酒

材料：青稞，酒曲。

做法：

1. 将青稞清洗干净之后放入锅中煮熟，放置 1 小时左右凉凉，加入酒曲。

2. 将调和好的汤汁放入木桶或陶罐之中密封、发酵，三天之后，倒入适量清水，盖好盖子，再放 2 天就能喝了。

小米，营养丰富，调节血压更健康

小米又称粟，有白、红、黄、黑、橙、紫各种颜色，可酿酒、熬粥。

小米里面富含钾元素，钠含量较低，钾元素能够促进人体钠元素代谢，并且，小米里面的其他营养物质也能够调节血压，对高血压患者的健康有利。

小米里面富含蛋白质、脂肪、碳水化合物，普通的粮食里面不含胡萝卜素，但是小米里面的维生素 B_1 含量居所有粮食之首。

小米为老人、高血压患者、脾胃虚弱者、反胃作呕者和产妇最佳的滋补之品。要注意，气滞者忌食小米。原本就身体虚寒、小便清长的人应当少食。

小米非常适合同大豆混合食用，这是因为小米里面的氨基酸之中缺乏赖氨酸，而大豆里面的所含的氨基酸之中赖氨酸含量最为丰富，能够补充小米的不足。小米粥不能熬得太稀。还要注意小米不宜与杏仁一同食用。

下面就来为高血压患者推荐几款常见的小米降压食谱。

一、小米南瓜粥

材料：小米，南瓜，冰糖，蜂蜜。

做法：

1. 将小米淘洗干净，南瓜去皮和瓤后清洗干净，之后切成小丁或片状。

2. 将锅置于火上，倒入适量清水，然后倒入切好的南瓜丁和小米，煲半个小时左右后再稍微焖一会儿，加入适量冰糖、蜂蜜即可。

二、粟米丸

材料：小米，食盐。

做法：取出适量小米研磨成末后做成丸子，大小和梧桐子差不多，每次取 10 ~ 15 克，放到水中煮熟，最后调入少许食盐即可。

三、什锦甜粥

材料：小米，粳米，绿豆，花生仁，干大枣，核桃仁，葡萄干，红糖。

做法：

1. 将小米、粳米、绿豆、花生仁、干大枣、核桃仁、葡萄干清洗干净。

2. 将锅置于火上，倒入适量清水，放入绿豆熬煮，煮至七成熟的时候加水，然后放入小米、粳米、花生仁、干大枣、核桃仁、葡萄干，放入适量红糖调味；水沸后转成小火继续熬煮至所有的食材熟透。

紫米，加速钠代谢，保护心血管

紫米属于水稻，仅湖南、四川、贵州、云南等地出产，为珍贵水稻品种，分成紫粳和紫糯两种。紫米的米粒均匀，颜色紫黑，味道香甜却不腻人。

紫米里面富含钾元素和镁元素，可以加速人体中钠盐代谢过程，很好地保护心血管系统，还能够减少血液里面的胆固醇含量，进而预防动脉硬化、高血压、心肌梗死等症。

紫米里面蛋白质、脂肪、赖氨酸、核黄素、硫胺素、叶酸、铁、锌、钙、磷等营养物质含量丰富，具有非常好的益气补血、健肾润肝、明目活血之功。

紫米直接食用容易由于其黏性而出现胃肠消化不良，如果加入莲子、麦片，或者和白米一同混煮就不会导致胃肠问题。非常适合少白头、妇女产后虚弱、病后体虚、贫血、肾虚、高血压的患者食用。

紫米在清洗的过程中或者浸泡的时候会出现掉色，所以不宜用力揉搓、清洗，浸泡紫米的水不要倒掉，防止营养流失。

下面就来为高血压患者推荐几种常见的紫米降压食谱。

一、紫米红枣粥

材料：紫米、冰糖各 50 克，粳米 30 克，干枣 20 克。

做法：

1. 将紫米放到清水中浸泡 2 小时左右，粳米放到清水中浸泡半小时左右，红枣去核后浸泡 20 分钟左右。

2. 将锅置于火上，倒入适量清水，然后把紫米、粳米、干枣放到锅中，开大火煮沸，之后转成小火继续熬煮 45 分钟左右，加入适量冰糖继续熬煮，等到冰糖溶化之后即可。

二、五彩紫米炒饭

材料：大米，紫米，青椒，红椒，鸡蛋，胡萝卜，无淀粉火腿肠，蒜瓣，花生油，盐。

做法：

1. 提前煲大米紫米饭两碗；青红椒清洗干净后切成丁状；胡萝卜清洗干净之后去皮，切成丁状；无淀粉火腿肠切成丁状；鸡蛋打散到碗中，撒入适量食盐。

2. 将锅置于火上，锅热后，倒入适量花生油，然后将蒜瓣放到锅中爆香，迅速倒入鸡蛋液，滑散。

3. 将胡萝卜丁和火腿丁倒入锅中，开大火继续炒 1 分钟；倒入青红椒丁，加入适量食盐调味，开大火继续翻炒。

4. 青红椒断生之后，倒入准备好的紫米饭，翻炒均匀之后转成小火继续焖一会儿即可。

三、紫米燕麦粥

材料：紫米，糯米，燕麦片，清水。

做法：

1. 将紫米、糯米清洗干净后放到清水中浸泡半小时左右。

2. 将泡好的紫米放入锅中，加入适量清水，盖好锅盖，开大火煮沸，之后转成小火继续熬煮 50 分钟左右，然后放入燕麦片，搅拌均匀，继续煮 1 分钟左右即可。

黑豆，抑制人体胆固醇吸收

黑豆是植物大豆的黑色种子，也叫乌豆，性味甘平，具有高蛋白、低热量的特点。

黑豆里面基本上不含胆固醇，但是含有植物固醇，植物固醇不会被人体吸收利用，还会抑制人体吸收胆固醇，降低胆固醇在血液里面的含量，经常吃黑豆具有软化血管之功。

黑豆里面的蛋白质含量为牛肉、鸡肉、猪肉的 2 倍还要多，为牛奶的 12 倍，不但蛋白质含量丰富，并且所含的蛋白质质量较高。黑豆里面赖氨酸含量丰富，接近人体所需比例，容易被人体消化吸收。

黑豆能够增强人体活力、精力，并且还是有效的补肾之品。中医上认为，黑色属水，而水走肾，因此肾虚患者食用黑豆是非常有好处的。对于年轻女性来说，黑豆还具有非常好的美容养颜之功。

黑豆非常适合高血压、脾虚水肿、脚气浮肿的患者食用，小儿不宜过量食用黑豆。还要注意，黑豆最好不要生吃，特别是对于肠胃不好的人来说，更应慎重食用黑豆，以免胀气。

黑豆可以同甘草一起煎汁服用，非常适合各种食物或药物中毒的人服用，不但营养丰富，还能够起到一定的解毒之功。

下面就来为高血压患者推荐几种常见的黑豆降压食谱。

一、黑豆炖鳝鱼

材料：黑豆，鳝鱼，姜，葱，料酒，盐，香油。

做法：

1. 将鳝鱼清理干净后切成段状，将生姜清洗干净后切成片状。

2. 将锅置于火上，然后将黑豆放到锅中炒熟，在锅里倒入适量清水，然后放入鳝鱼段、姜片、料酒、精盐、葱和香油，开大火煮沸之后转成小火炖到鱼肉酥烂即可。

二、黑豆花生银耳羹

材料：黑豆，花生，银耳，枸杞子，冰糖。

做法：

1. 将银耳、黑豆、花生分别泡发之后放到水中清洗干净。

2. 将黑豆和花生放到饭煲中，倒入适量清水，熬煮至二者熟烂，盛出备用。

3. 将银耳清洗干净，然后倒入电饭煲中，熬煮半小时左右，放入适量冰糖，继续熬煮 5 分钟，加入枸杞子。

4. 将煮好的花生、黑豆连同汁液一同倒入银耳羹里面即可。

三、瓜丁黑豆

材料：黑豆，黄瓜，葱，姜，大茴，香叶，生抽，醋，熟芝麻，盐，熟花生油。

做法：

1. 将黑豆放到清水中浸泡半小时左右，然后放入锅中，倒入适量清水，注意，水的量要能没过黑豆，之后放入葱、姜、大茴、香叶、盐，继续熬煮。

2. 煮至半熟的时候倒入适量生抽，继续煮至全熟，倒入适量熟花生油。

3. 将黄瓜清洗干净后去皮，切成丁状，放入碗中，撒入适量食盐腌几分钟，同黑豆拌在一起，最后撒上适量熟芝麻，淋上几滴醋即可。

扁豆，降低血液胆固醇，降血压扁豆又叫南扁豆，是一年生草本植物，其种子为白色或黑色，嫩荚为蔬菜，可入药，能够补养五脏，止呕吐，久服，可治少白头。

扁豆里面富含氰甙、酪氨酸酶，能够降低血液里面的胆固醇，畅通血管，降血压，为高血压患者的理想菜肴。

扁豆的营养成分非常丰富，包括蛋白质、脂肪、糖类、钙、磷、铁、食物纤维等。扁豆非常适合肿瘤患者食用，能够辅助治疗肿瘤，这主要是因为扁豆里面富含血细胞凝集素。

高血压患者、脾虚便溏患者、急性肠胃炎患者、暑热头痛和饮食无味的人可适量食用扁豆。但是要注意，患寒热病、冷气、疟的人不宜食用。

烹调扁豆的时候可以将其放到冷水中浸泡，或者放到沸水中烫一下之后炒食。因为扁豆里面含有一种凝血物质和溶血性皂素，生食或直接炒食可能会导致头昏、恶心、呕吐等。

下面就来为高血压患者推荐几种常见的扁豆降压食谱。

一、辣炒扁豆

材料：扁豆，干红辣椒，姜丝，蒜瓣，生抽，盐，鸡精。

做法：

1. 将扁豆清洗干净后切成丝状，干红辣椒清洗干净后切成段状，生姜清洗干净后切成丝状，蒜剥好后切成蒜末。

2. 将锅置于火上，倒入适量植物油，油热后，加入姜丝和蒜末，爆香后放入干红辣椒、扁豆丝，开大火进行翻炒。

3. 等到扁豆丝变色之后倒入适量生抽、盐，转成小火翻炒，出锅以前再调入适量鸡精即可。

二、酱香扁豆丝

材料：扁豆，青红椒，葱末，姜末，油，酱，番茄酱，鸡精。

做法：

1. 扁豆和青红椒清洗干净后切成丝状。

2. 将锅置于火上，倒入适量植物油，油热后，放入葱姜末爆香；倒入切好的扁豆丝、青红椒，开大火炒匀，加入一勺酱，翻炒均匀，撒入适量盐调味，加一勺番茄酱、适量水，盖上锅盖，开中火继续煮 5 分钟，撒入适量鸡精调味即可。

三、凉拌甘蓝扁豆丝

材料：紫甘蓝，扁豆，蒜泥，油，白糖，鸡精，醋，酱油，盐，花椒。

做法：

1. 取一盆冷水，提前放到冰箱冷藏室中冻成冰水；紫甘蓝清洗干净之后切成丝状，放到冷水里面，再放回冷藏室；扁豆清洗干净后切成丝状，放到开水中煮熟，捞出，放到冷水中过凉，冷藏半小时。

2. 取一个干净的碗，在碗中撒入适量盐、鸡精、醋、白糖、酱油、蒜泥调和成汁。

3. 将冷藏好的紫甘蓝、扁豆沥干水分，然后将调好的汁浇到上面。

4. 将锅置于火上，倒入适量油，油热后，将花椒放入锅中，爆香之后将热油淋到菜肴上即可。

绿豆，水解三酰甘油，降血压

绿豆属于豆科、蝶形花亚科豆属植物。绿豆也叫青小豆，因其颜色而得名绿豆。绿豆的清热之功在表皮，而解毒功效在内。

绿豆里面钾元素的含量丰富，对于降血压有非常好的功效，并且富含多糖，可以增强血清脂酶活性，将脂蛋白里面的三酰甘油水解，进而降血压，预防冠心病和心绞痛等症。

绿豆里面富含蛋白质、脂肪、糖类、维生素、胡萝卜素等营养物质，同小米一起熬粥能够增强其营养价值，绿豆皮里面含有 21 种对人体非常有好处的无机元素。

夏季的时候，在高温环境中工作的人排汗量增大，水液损失非常大，体内电解质代谢平衡被破坏，平时喝些绿豆汤可清暑益气、止渴利尿，不但能够为身体补充水分，还可及时为身体补充无机盐成分。绿豆的降压功效非常好，非常适合高血压患者长期食用。由于绿豆属寒性，因此不适合脾胃虚寒者食用。

熬绿豆汤的时候不宜用铁锅，也最好不要煮得太烂，因为这样会抑制有机酸、维生素的活性，还会降低绿豆的解毒功能。绿豆可以同大米、小米混合蒸饭、熬粥，或是磨成绿豆粉做糕点，如绿豆酥、绿豆糕等。

下面就来为高血压患者推荐几种常见的绿豆降压食谱。

一、葛根绿豆菊花粥

材料：粳米，绿豆，菊花，葛根。

做法：

1. 将菊花清洗干净，然后放到纱布中，扎好口，之后放入锅中煎汁。

2. 将粳米淘洗干净后浸泡半小时左右。

3. 将绿豆放入清水中浸泡半小时，放到锅中煮至绿豆开裂。

4. 加入粳米熬煮至沸，之后加入菊花汁继续熬至米熟烂，再加入葛根调和成糊状，稍微煮一会儿即可。

二、百合绿豆粥

材料：绿豆，百合，糯米，冰糖。

做法：

1. 将百合提前放入清水中泡发，绿豆放入清水中清洗干净，然后倒入锅中，倒入适量清水，开大火煮沸，之后转成小火继续煮 15 分钟左右。

2. 将糯米清洗干净，然后倒入锅中，开大火煮沸，之后转成小火继续煮 15 分钟，倒入百合，继续煮 10 分钟，放入适量冰糖，继续熬煮 5 分钟之后盛到碗中即可。

三、红枣莲子八宝粥

材料：大米，糯米，红枣，莲子，大红豆，小红豆，薏仁，芡实，绿豆，燕麦，玉米碎，红糖。

做法：

1. 将上述粗粮准备好，提前将大红豆、小红豆、薏仁、绿豆放到清水中浸泡好。

2. 将不用浸泡的食材和浸泡好的食材一同放入压力锅中，倒入适量清水。

3. 开启压力锅的煮粥功能熬煮至熟，食用以前调入适量红糖即可。

毛豆，富含不饱和脂肪酸

毛豆味甘、性平，可入脾经和大肠经，具有非常好的健脾宽中、润燥消水、清热解毒、益气之功。

毛豆里面富含不饱和脂肪酸，能够有效降低血脂、胆固醇，还能够保持血管的畅通，以预防高血压的出现。

毛豆中的营养均衡，富含有益活性成分，有养颜润肤、改善精神不振和全身倦怠之功，经常吃毛豆对于想减肥的女性来说是非常好的，能够维持苗条身材。此外，常吃毛豆还可辅助治疗动脉粥样硬化、冠心病等。

毛豆里面的卵磷脂是大脑发育的必须营养元素，能够辅助改善大脑记忆力，提高智力，并且，毛豆中还含有微量功能成分黄酮类化合物，能够很好地预防骨质疏松。但是要注意，尿毒症患者、对毛豆过敏者忌食。

烹调的过程中一定要将毛豆煮熟或炒熟，以免引发中毒。

下面就来为高血压患者推荐几种常见的毛豆降压食谱。

一、煮毛豆

材料：毛豆，葱，姜，花椒，大料，小茴香，桂皮，精盐。

做法：

1. 将毛豆放到清水中清洗干净；葱、姜清洗干净后切片备用，用纱布将香料包好，做成香料包备用。

2. 将锅置于火上，倒入适量清水，水沸后，倒入毛豆，撒入适量精盐，开大火煮沸，之后转成小火，敞盖继续煮 7 分钟左右关火，泡 6 小时左右即可入味。

二、卤毛豆

材料：毛豆，盐、姜、葱、料酒、姜粉、鸡精、八角、花椒、干辣椒、桂皮、香菜籽各适量。

做法：

1. 将毛豆清洗干净后放到沸水中，加入适量盐；姜清洗干净后切成片，放入沸水中；葱清洗干净后切成段状，放入沸水中，淋上适量料酒，洒入少许姜粉，继续煮至毛豆熟烂。

2. 将煮好的毛豆沥干水分。

216

3. 锅中重新加水，倒入适量料酒，撒上少许鸡精，然后放入卤包（八角、花椒、干辣椒、桂皮、香菜籽）。

4. 水沸后继续开中火煮 10 分钟左右关火，将沥干水的毛豆浸泡到容器中，盖好盖子卤 12 小时左右即可。

三、冬笋炒毛豆

材料：冬笋，毛豆，花生油，辣椒，酱油，大葱，姜，白砂糖，盐。

做法：

1. 将毛豆清洗干净后剥出粒，备用；冬笋清洗干净后切成片状；葱、姜清洗干净后切成末状；红辣椒清洗干净后切成片状。

2. 将锅置于火上，倒入适量清水，水沸后，将毛豆倒入沸水中煮 10 分钟左右，捞出，沥干水分。

3. 将锅放到火上，倒入适量油，油热后，放入葱末、姜末爆香，之后倒入冬笋片、毛豆粒、红辣椒、盐、白糖，翻炒一分钟左右即可。

黄豆，预防血管硬化，预防心血管疾病

黄豆也叫大豆，是豆科大豆属一年生草本植物，产自中国。黄豆里面蛋白质的含量非常丰富，能够滋养肌肤和毛发，让肌体丰满结实，乌发，驻容颜。

黄豆里面富含卵磷脂，能够除掉血管壁上面的胆固醇，预防血管硬化，还能够保护心脏。

黄豆中富含蛋白质和人体必需氨基酸，能够增强人体免疫力，减轻女性更年期综合征，还能够延缓女性细胞衰老，保持肌肤弹性。

黄豆里面含有植物雌激素，同人体中产生出的雌激素的结构非常相似，能够辅助治疗女性更年期综合征，简单而有效，并且没有毒副作用。

黄豆里面钙元素的含量非常高，适合更年期骨质疏松的患者，尤其适合糖尿病、高血压等疾病患者食用。但是要注意，消化不良、慢性消化道疾病患者应当少食。

黄豆有豆腥味，因此炒的时候淋上几滴黄酒，之后加入少许盐，或者炒以前放到冷盐水中清洗一下，这样一来，豆腥味会少很多。生黄豆中含有对健康不利的抗胰蛋白酶、凝血酶，因此，黄豆不宜生吃，夹生的黄豆最好也不要吃。

下面就来为高血压患者推荐几种常见的黄豆降压食谱。

一、双椒拌黄豆

材料：青椒，红椒，韭菜，生抽，盐，糖，花椒油，烹调油。

做法：

1. 将黄豆放到清水中泡发，然后放入锅中，倒入适量清水煮 10 分钟左右，捞出，放到冷水中过凉。

2. 青红椒、韭菜清洗干净后切碎。

3. 将豆和菜放到同一个碗里，倒入 15 毫升生抽和适量盐、糖。

4. 另外取出一只锅置于火上，倒入适量烹调油，烧热，然后将热油倒入菜肴中，搅拌均匀，最后淋上适量花椒油即可。

二、雪菜黄豆

材料：腌雪菜，黄豆，葱，姜，干辣椒，白糖，生抽，花椒，油。

做法：

1. 将干黄豆提前泡发，放到锅中，倒入适量清水煮熟，捞出备用，将腌制好的雪菜清洗干净，然后切碎，放到清水中浸泡半小时左右。

2. 将锅置于火上，倒入适量油，放入葱、姜、干辣椒炒香，放入雪菜继续翻炒。

3. 将泡好的黄豆放入锅中继续翻炒，倒入适量生抽，加入白糖，翻炒均匀后出锅即可。

三、五香酱油豆

材料：黄豆，酱油，白砂糖，盐，茴香籽，大料，花椒，桂皮。

做法：

1. 将茴香、大料、花椒、桂皮放到纱布中包好。

2. 黄豆放到温水中泡发，然后放入锅中，加入适量清水煮沸，然后倒掉里面的水，再加入适量清水和香料袋一同煮，开小火熬煮至黄豆半熟，倒入适量酱油、白糖，搅拌均匀后继续熬煮至熟烂。

3. 取出香料袋子，然后加入适量盐，熬煮至酱油的汁液全部渗入黄豆里面即可。

土豆，常见的降压佳品

土豆又叫马铃薯、洋芋等，性味甘平，富含碳水化合物、蛋白质、氨基酸、维生素等，可当作蔬菜食用，也可作辅助食品，如粉条、淀粉等，或是酿酒、作牲畜饲料。

土豆里面富含钾元素，能够帮助人体排出多余钠元素，进而达到降血压的目的；土豆里面丰富的镁元素能够维持血压稳定，人体缺乏镁元素时，血管就会收缩，进而导致血压上升；土豆中丰富的膳食纤维能够帮助人体清除体内毒素，降低脂肪堆积；土豆里面丰富的维生素 C 是非常好的抗氧化剂，可降低血液胆固醇、维持血管弹性。

土豆属于碱性蔬菜，利于体内酸碱平衡，增强体质。此外，土豆还可用来治疗胃痛、湿疹、烫伤等症，还是和胃健脾、解毒消肿的良药。

但是要注意，放置时间过久的土豆是不能吃的，因为这类土豆中含有大量龙葵素，它是一种神经毒素，能够抑制呼吸中枢，一次摄入过量龙葵素，人体便会出现体温上升、反复呕吐等，进而引发失水，还会伴随瞳孔放大、怕光、抽搐、呼吸困难、血压下降等症，甚至猝死。

日常食用土豆也应注意这方面问题，最好将土豆皮削掉，切好的土豆要放到清水中浸泡一会儿，这样就能够祛除土豆中绝大部分的龙葵素，避免中毒。

下面就来为高血压患者推荐几种常见的土豆降压食谱：

一、红烧土豆片

材料：土豆，红烧酱油，陈醋，料酒，水，糖，鸡精，盐。

做法：

1. 将土豆清洗干净去皮切片，之后将切好的土豆片放到盐水中浸泡备用。

2. 将红烧酱油、陈醋、料酒、糖、白开水、盐、鸡精放到一个干净的碗中调和成红烧汁，用量根据个人口味而定。

3. 将锅置于火上，倒入适量油，油热后，倒入沥干水分的土豆片，翻炒 1 分钟左右后倒入红烧汁（尽量没过土豆）。

4. 开大火煮沸后转成中火继续焖煮至收汁即可。

二、醋熘土豆丝

材料：土豆，黄椒，红椒，葱，姜，蒜，色拉油，盐，白糖，香油，白糖，白醋，味精。

做法：

1. 将土豆去皮后清洗干净，切成丝状，放到清水中；红椒和黄椒清洗干净后切成丝状；葱姜蒜切成末状。

2. 将锅置于火上，倒入适量色拉油，油热后，放入葱末、姜末、蒜末爆香；倒入土豆丝翻炒片刻，调入适量盐、白糖、白醋翻炒均匀；再放入红椒丝、黄椒丝继续翻炒，调入适量味精、香油即可。

三、土豆鸡块

材料：鸡肉，土豆，葱，姜，蒜，油，老抽，盐，白砂糖。

做法：

1. 鸡肉剁成块状，之后放到开水锅中焯一下，捞出；土豆清洗干净后切成块状；姜切成丝状；蒜切成末状；葱切成丝状。

2. 将锅置于火上，倒入适量油，油热后倒入适量白糖，用铲子不断翻炒，等到糖溶化之后将鸡块倒入锅中翻炒，再倒入少许老抽上色，撒入适量盐、蒜末、姜丝，将土豆块倒入锅中继续翻炒。

黑米，维持血管渗透压，预防血管破裂

黑米是食、药兼备的米，属于糯米类，黑米分成籼米和糯米两种，主要为黑色或黑褐色，营养价值很好，被称作"黑珍珠"。在我国，很多地方都盛产黑米，陕西黑米、贵州黑糯米、湖南黑糯米等，食用价值非常高，除了熬粥外，能够制成营养食品或酿酒。

黑米里面富含黄酮类物质，能够很好地维持血管正常渗透压，预防血管破裂，并且还有抗菌、降血压、改善心肌营养、降低心肌耗氧量之功，还能够预防血管疾病的出现。

黑米里面富含脂肪、蛋白质、糖类、维生素 B、钾、镁、铁等营养物质，具有非常好的滋补之功，被称作"补血米""长寿米"。

黑米具有非常好的开胃益中、健脾活血、明目之功，能够抗衰老，及时为人体补充所需的蛋白质、锰、锌等营养物质，高血压患者可以常吃黑米。

但是要注意，黑米如果没有煮烂，其中的营养元素就不能充分地释放出来，并且过量食用黑米容易引发急性肠胃炎，消化功能差的最好不要吃黑米，可以适当吃些紫米来调养身体。

黑米的外层被坚硬的皮包裹，不容易被煮烂，可以先放到清水中浸泡一个晚上再煮。

下面就来为高血压患者推荐几种常见的黑米降压食谱。

一、黑米拌莲藕

材料：黑米，莲藕，白砂糖。

做法：

1. 将黑米清洗干净后放到清水中浸泡 12 小时，之后沥干水分；莲藕清洗干净后，把其中的一头切开。

2. 将浸泡好的黑米放到莲藕的孔洞中，然后将处理好的莲藕放到蒸笼中蒸 40 分钟左右，拿出来凉凉，之后斜刀切成厚片，摆放到干净的盘子里面，撒上适量白糖即可。

二、红枣桂圆粥

材料：红枣，桂圆干，黑米，大米。

做法：

1. 将黑米和大米淘洗干净之后放到清水中浸泡半小时左右；红枣、桂圆放到清水中清洗干净。

2. 将黑米和大米放到饭煲中，倒入适量清水，开中火煮沸，然后放入红枣、桂圆干，之后转成小火继续熬 45 分钟左右即可。

三、黑米麦片粥

材料：黑米，麦片。

做法：

将黑米放到清水中浸泡一个晚上，之后放到高压锅中煲 10 分钟左右；水沸后，加入麦片，继续煮 5 分钟左右即可。

莜麦，降低血液中胆固醇和甘油三酯

莜麦是燕麦的一种，学名是裸粒型燕麦或裸燕麦。莜麦具有非常好的医药保健之功，适合产妇催乳、婴儿发育、老年体弱者食用。莜麦里面不饱和脂肪酸含量丰富，能够降低人体胆固醇、甘油三酯，还能够降低血液黏稠度，进而改善血液微循环。因此，莜麦是非常好的降

压滋补、稳定血压之品。莜麦里面富含蛋白质、粗纤维、赖氨酸、多种维生素、微量元素，具有非常好的抗疲劳、降血压、降血糖之功。

莜麦里面富含叶酸、钙、磷、铁、锌、锰等矿物质，均具有非常好的预防骨质疏松、促进伤口愈合、预防贫血的功效；产后缺乳、婴儿发育不良、老年人都非常适合食用莜麦。但是要注意，虚寒症患者不宜吃莜麦。

莜麦可以蒸着吃，也可以同肉类一同烹调，烹饪出的菜肴具有非常

好的抗疲劳之功。做莜麦菜肴时，应当先将莜麦淘洗干净，之后放入锅中炒熟，然后研磨成面。炒莜麦的时候一定要掌握火候，不能过生或过熟，食用莜麦的时候应当用沸水和面，这个过程叫冲熟，制成的食品一定要蒸熟。也就是说，莜麦的整个处理过程要经过"三熟"，其中的一熟达不到都会影响其食用过程。

下面就来为高血压患者推荐几种常见的莜麦降压食谱：

一、莜麦蛋饼

材料：莜麦面，鸡蛋，韭菜，油、盐各适量。

做法：

1. 将鸡蛋打入碗中，搅拌均匀；韭菜择洗干净后切成末状。

2. 将鸡蛋、盐、韭菜末、少量水、莜麦面一同放入面盆中混合均匀。

3. 将锅置于火上，倒入适量油，然后用勺子舀出适量搅拌好的莜麦面倒入锅中，铺成均匀的薄饼，烤至两面金黄就可以了。

二、炒莜麦猫耳朵

材料：莜麦面，盐，洋葱丁，胡萝卜丁，青豆，鲜酱油，精盐，味精，胡椒粉，香醋，烹调油。

做法：

1. 在莜麦面粉中放一些盐、清水和面，面团和好之后松弛 10 分钟左右；之后将莜麦面搓成粗条状。

2. 将搓好的面条切成面剂子，同时用拇指将其捏成猫耳朵的形状。

3. 将锅置于火上，倒入适量清水，水沸后，撒入猫耳朵，等到猫耳朵浮到水面之后，继续煮 1 分钟左右，捞出，放到冷水中过凉，之后沥干水分，备用。

4. 将炒锅刷干净后置于火上，倒入适量烹调油，油热后，放入洋葱丁、胡萝卜丁，翻炒至洋葱飘香后将猫耳朵倒入锅中，继续翻炒几下，然后倒入青豆，翻炒均匀，烹入适量酱油，撒入适量食盐、胡椒粉翻炒均匀，最后倒入适量香醋，开旺火翻炒几下即可。

三、凉拌莜麦面

材料：莜麦面，豆角，葱，蒜，生抽，醋，糖，花椒。

做法：

1. 将莜麦面放入盆中，之后倒入开水烫匀，随着开水的倒入，莜麦的香气就会散发出来。

2. 将烫好的面团凉凉，然后擀成片状，擀的要尽量薄些，但是力度要适中。

3. 在面饼的下面抹些食用油，直接放到笼屉上蒸，水沸之后继续蒸 5 分钟，拿出，凉凉，切成丝状，备用。

4. 将豆角放到开水中焯一下，然后切成丝状；葱、蒜分别切成末状，然后放入干净的碗中，倒入适量生抽、醋、糖，搅拌均匀，稍微浸泡几分钟。

5. 将炒锅置于火上，然后倒入色拉油，适量花椒，开小火加热，等到花椒炸出香味之后，淋到菜肴上即可。

西红柿，降血压，凉血平肝

西红柿又称番茄、洋柿子，富含维生素 C，具有非常好的降血压、凉血平肝之功，对于高血压疾病有非常好的辅助治疗之功。西红柿里面的烟酸可促进红细胞形成，利于血管壁弹性的保持。

西红柿中富含维生素、胡萝卜素、钙、钾、镁、铁、锌、铜、碘等多种元素，以及蛋白质、糖类、有机酸、纤维素等营养物质，所以具有非常好的保健功效及治病防病之功。

西红柿中所含的烟酸、番茄碱等物质，具有生津止渴、健胃消食、清热解毒、凉血平肝、补血养血、促进食欲等功效。非常适合高血压、热性病发热、口渴、食欲减退、习惯性牙龈出血、头晕、贫血、心悸等患者食用，空腹吃番茄，里面所含的有机酸能够同胃酸结合，刺激人体肠胃，进而引发急慢性胃肠炎、胃胀、胃痛等。所以，消化不良、脾胃虚弱，本来就已经出现胃肠疾病的患者，均不宜食用番茄。

鸡蛋里面富含优质蛋白质，以及多种矿物质，具有滋阴养血之功，同西红柿搭配食用，味美而易消化吸收。

下面就来为高血压患者推荐几种常见的西红柿降压食谱：

一、西红柿鸡蛋打卤面

材料：面条，西红柿，鸡蛋，番茄酱，小葱。

1. 将鸡蛋加适量清水，打成蛋液；西红柿清洗干净之后切成十字口，之后放到沸水中烫一下，去掉外皮，切成小丁状。

2. 将锅置于火上，然后倒入适量油，油热后，灭火，倒入鸡蛋，然后用铲子将鸡蛋滑散，等到鸡蛋凝固之后将其铲出锅。

3. 在锅中倒入适量油，油热后，倒入西红柿，翻炒几下之后放入水、番茄酱、盐，开小火继续煮 10 分钟左右，直到番茄汁变稠，最后倒入炒好的鸡蛋。

4. 另外取出一个干净的锅，倒入适量清水，水沸后，下面条煮两三分钟，然后捞出面条，过冷水，沥干水分，倒在碗中，将烹饪好的卤汁倒在面上。

二、西红柿炒鸡蛋

材料：西红柿，鸡蛋，小葱，姜，蒜，白糖，植物油，盐。

做法：

1. 将西红柿清洗干净后切成块状，小葱、姜、蒜清洗干净后切成末状。

2. 将鸡蛋打入碗中，然后将蒜末放到蛋液中，搅拌均匀，备用。

3. 将炒锅置于火上，倒入适量植物油，等油温达到六七成热的时候倒入蛋液，将蛋液滑散，关火，等到蛋液凝固之后盛出。

4. 继续在锅中倒入适量油，开火，油热后，倒入切好的葱、姜末，爆香后倒入番茄，翻炒均匀，撒入少量白糖，翻炒至番茄出汤后撒上适量盐调味，翻炒均匀，最后倒入鸡蛋，翻炒两三分钟即可。

三、西红柿蒸豆腐

材料：西红柿，豆腐，植物油，食盐，味精。

做法：

1. 将豆腐切成丁状后放到沸水中焯一下，捞出，放入干净的碗中，撒上适量食盐。

2. 西红柿清洗干净后切成块状，撒上适量食盐，然后同豆腐放在一起，一同放到笼屉中，开大火蒸 10 分钟左右，取出，撒上几粒味精即可。

苦瓜，调节血脂，降低血压

苦瓜也叫凉瓜，含有苦瓜苷，具有非常好的保护血管弹性，调节血脂、降低血压之功，此外，还可清热祛暑、明目解毒、利尿凉血、益气壮阳。

苦瓜里面的有效成分能够抑制正常细胞癌变，还能够促进癌变细胞复原，具有非常好的抗癌之功。苦瓜的降压效果显著，高血压患者可常食。并且，苦瓜中的蛋白质和大量维生素 C 成分能够增强机体免疫力，增强免疫细胞杀灭癌细胞的功能，而且，苦瓜汁中的某种蛋白成分具有非常好的吞噬能力，对淋巴内瘤、白血病均有非常好的治疗功效。日常食用苦瓜，最好同温性食物搭配在一起，因为苦瓜性寒，食用过多容易损伤脾胃，因此最好不要空腹食用，处在备孕期的女性不能食用大量苦瓜，防止不孕或胎儿畸形。

苦瓜和鸡蛋一同食用具有保护骨骼、牙齿、血管的功效，促进铁质的吸收，有健胃之功。此外，吃苦瓜还可治疗胃痛、眼痛、感冒、伤寒、小儿腹泻等症。

下面就来为高血压患者推荐几种常见的苦瓜降压食谱。

一、苦瓜苹果饮

材料：苦瓜，苹果，蜂蜜，盐。

做法：

1. 将苦瓜掏去瓜瓤，然后清洗干净，切成丁状，再放到盐水中浸泡 10 分钟左右，以去掉苦瓜里面的部分苦味；苹果清洗干净后去皮、切成小块状。

2. 将苦瓜和苹果沥干水分后放到料理机中，倒入冰镇矿泉水，开启料理机 30 秒左右，然后将打好的苹果苦瓜汁过滤至杯子里面，加入适量蜂蜜调味即可。

二、凉拌苦瓜

材料：苦瓜，葱白，红椒，食盐，蒜茸，生抽，醋，白糖，香油。

做法：

1. 将苦瓜清洗干净之后对半切开，去掉了里面的瓜瓤，用斜刀将其切成薄厚均匀的片状。

2. 取一个干净的锅，在里面倒入适量清水，然后调入少许食盐，水沸后，将苦瓜片放入淡盐水中焯一下，捞出，放到冷水中过凉，再捞出，沥干水分，备用。

3. 将红椒和葱白清洗干净后分别切成丝状，浸泡在水中，捞出，放到苦瓜片上。

4. 将蒜茸放到干净的碗中，倒入适量生抽、醋、白糖、香油，拌匀，淋到苦瓜片上。

5. 将炒锅置于火上，倒入适量油，油热后，将热油浇在蒜茸上即可。

三、五味苦瓜

材料：苦瓜，红油，精盐，生姜，大蒜，陈醋，白糖，豆豉，花椒油，生抽，芝麻酱。

做法：

1. 将生姜、大蒜清洗干净后切成小粒状；苦瓜清洗干净后切成两半，去除瓜瓤，之后切成细条状。

2. 将锅置于火上，倒入适量清水，撒入少量食盐，水沸后，将苦瓜条倒入锅中焯一下，捞出，放入冷水中过凉，捞出，沥干水分，放到干净的容器中，撒入少许食盐，搅拌均匀。

3. 将炒锅置于火上，倒入少量油，油热后，取少量豆豉放入锅中炸至酥，将炸酥的豆豉捞出，撒在苦瓜条上。

4. 另外取出一个干净的锅，倒入适量油，油热后，放入姜末和蒜末爆香，撒上少许白糖和陈醋、花椒油、生抽、芝麻酱、红油，开小火，将调味品调和均匀，最后将炸好的调料倒到苦瓜片上面，搅拌均匀即可。

胡萝卜，增强冠状动脉血流量

胡萝卜也叫红萝卜、黄萝卜、丁香萝卜、葫芦菔金等。胡萝卜里面的槲皮素、山标酚，能够增加冠状动脉血流量，扩张血管，为高血压患者食用的佳品。此外，胡萝卜中所含的胡萝卜素可以增强冠状动脉血流量、降血脂，进而促进肾上腺素合成，具有非常好的降压、强心之功。

胡萝卜中糖类、脂肪、挥发油、胡萝卜素、维生素含量丰富，能够刺激皮肤新陈代谢，加速血液循环，增加皮肤的光滑水润度，所以也是美容保健的佳品。

胡萝卜中含有果胶、淀粉、无机盐、氨基酸等营养物质。从中医的角度上说，胡萝卜可健脾和胃、补肝明目、清热解毒、壮阳补肾，高血压患者每天吃上两根胡萝卜，就能够很好地降低血液中胆固醇的含量。

烹调的过程中，胡萝卜和排骨搭配是非常好的，因为排骨里面蛋白质、碳酸钙、骨胶含量丰富，与胡萝卜同食能够滋润肌肤。但是吃胡萝卜的时候最好不要喝酒，因为胡萝卜中的胡萝卜素浓度非常高的时候遇到酒精会结合，使得胡萝卜素从抗氧化状况变成促氧化状态，进而攻击人体健康细胞。

下面就来为高血压患者推荐几种常见的胡萝卜降压食谱。

一、胡萝卜土豆汁

材料：胡萝卜，土豆，葱，鲜奶油，香菜，盐，胡椒粉，鸡汤适量。

做法：

1. 将胡萝卜、土豆清洗干净后都去皮、切成小块；葱清洗干净后切成段状；香菜择洗干净后切成末状。

2. 将锅置于火上，倒入鸡汤，然后放入胡萝卜块、土豆块、葱段，先开大火煮沸，然后转成小火继续焖煮 20 分钟左右，放到榨汁机中榨成汁，取出。

3. 在胡萝卜汁上撒些香菜末，浇上鲜奶油，调入适量盐、胡椒粉，放到冰箱里冰镇半小时左右即可。

二、胡萝卜炖牛肉

材料：胡萝卜，马铃薯，牛肉，奶油，嫩豆荚，洋葱，枸杞子，面粉、胡椒粉、盐各适量。

做法：

1. 将牛肉清洗干净后切成 3 厘米左右的块，撒上适量盐、胡椒粉，之后加入面粉搅拌。

2. 将胡萝卜清洗干净后切成小块状，马铃薯清洗干净后切成片状。豆荚清洗干净后切成段状，洋葱清洗干净后切成片状，备用。

3. 将锅置于火上，放入奶油熬热，之后将牛肉块放到锅中炒至呈茶色，最后放入少许洋葱片一同炒。

4. 在锅中放入适量热水，然后加入枸杞，熬煮至沸腾，最后转成小火继续煮 2 小时左右。

5. 煮枸杞的时候，按胡萝卜、马铃薯、豆荚、洋葱的顺序加入食材，撒入适量盐，继续煮 20 分钟左右。

6. 取 3 匙面粉放到干净的碗中，加入适量清水调和成糊状，加入汤中，使汤变黏稠。

7. 关火之前，根据个人口味加入调味品。

三、南瓜胡萝卜烧茄子

食材：南瓜，茄子，胡萝卜，生抽，盐，胡椒粉，糖，油，蒜。

做法：

1. 将茄子、南瓜、胡萝卜清洗干净后切成丁状，蒜切成蒜茸。

2. 将锅置于火上，倒入适量油，油热后，放入少许蒜茸，之后加入茄子、胡萝卜、南瓜丁翻炒 1 分钟左右，加入适量清水，开中火炖至胡萝卜软烂的时候调入少许盐。

3. 取一干净的空碗，放入生抽、糖、蒜茸、胡椒粉，倒入少许清水调和均匀，之后倒入锅中，翻炒至汤汁收完即可。

芥蓝，加快胆固醇代谢

芥蓝也叫百花芥蓝，是十字花科芸薹属橄榄类植物。芥蓝味甘、性辛，具有利水化痰、解毒祛风、除邪热、解劳乏、清心明目之功。芥蓝里面富含粗纤维，可加速人体胆固醇代谢，降低血浆胆固醇含量，预防高脂血症、心血管疾病。芥蓝中维生素 A、维生素 C、钙、蛋白质、植物糖类等营养成分，具有非常好的润肠去热气、下虚火、治疗牙龈出血之功。芥蓝中所含的有机碱能够刺激人的味觉神经，增强人的食欲，还能够加速胃肠蠕动，利于人体的消化吸收过程。芥蓝里面含有一种独特的苦味成分，叫奎宁，可以抑制过度兴奋的体温中枢，具有非常好的消暑解热之功，非常适合食欲不振、便秘、高血压、高胆固醇、心脑血管疾病患者食用。

芥蓝粗梗之中富含膳食纤维，因此在烹调的过程中要多添加些水，对于十二指肠溃疡患者来说，食用芥蓝的时候不能炒的过熟，最好生拌或浇汁食用。

但是要注意，芥蓝食用过久会损耗人体真气、抑制性激素分泌，因此不可常食。

下面就来为高血压患者推荐几种常见的芥蓝降压食谱。

一、椒呛芥蓝

材料：芥蓝，植物油，花椒，盐，味精，鸡精。

做法：

1. 将芥蓝清洗干净，斜刀切成段状，放到沸水中焯至断生，放到冷水中过凉，沥干水分、备用。

2. 将锅置于火上，倒入适量植物油，油热后，放入花椒，爆香之后倒入小碗中，放入适量盐、味精、鸡精，调和成调味汁后，将芥蓝段装到盘子里，淋上调味汁即可。

二、玉米笋清炒芥蓝

材料：芥蓝，玉米笋（罐装）100 克，白皮大蒜，盐，米酒，味精，香油，植物油。

做法：

1. 将芥蓝放入水中清洗干净，然后切成段状，玉米笋清洗干净后切斜段，大蒜去皮后切成末状。

2. 将芥蓝段、玉米笋段分别放到沸水中焯一下，捞出，放到冷水中过凉，捞出，沥干水分。

3. 将锅置于火上，倒入适量油，等油温达到六成热的时候，放入蒜末爆香，之后放入芥蓝、玉米笋翻炒；再调入盐、米酒、少许味精翻炒片刻，直到菜肴被炒熟，最后淋几滴香油即可。

三、芥蓝腰果炒香菇

材料：芥蓝，腰果，香菇，红辣椒，蒜，调味料，色拉油，水淀粉。

做法：

1. 将芥蓝冲洗干净；红辣椒清洗干净后切成辣椒圈穿到芥蓝上，蒜切成片状。

2. 将锅置于火上，倒入适量清水，水沸后，将芥蓝、香菇分别放入水中焯一下；另起一锅置于火上，倒入适量油，放入腰果炸至熟，捞出，沥干上面的油，备用。

3. 将锅置于火上，倒入适量底油，放入蒜片爆香，然后将原料倒入锅中翻炒，加入适合自己口味的调味品，水淀粉勾芡，淋明油即可。

青椒，富含辣椒素，降血压

青椒也叫大椒、灯笼椒、柿子椒，因为内它有果浆的甜味，因此又称甜椒、菜椒。青椒中含有辣椒素，能够加速人体脂肪、胆固醇的新陈代谢，进而降低血液胆固醇，保持人体血管畅通，预防血管动脉硬化，利于血压平稳。

青椒里面富含维生素 C、蛋白质等。青椒味辛温，能够很好地解热镇痛，还能够刺激唾液、胃液的分泌，进而增强食欲。此外，青椒还可促进肠道蠕动，助消化。

青椒里面的有效成分辣椒素是一种抗氧化物质，能够组织相关细胞新陈代谢，进而终止细胞癌变。并且，这种物质还能够防止体内堆积脂肪，利于减肥，对于高血压患者来说，可根据病情食用青椒。

要注意，眼疾、食管炎、胃肠炎、胃溃疡、痔疮等患者均应少食或忌食青椒。伴随着火热病症或阴虚火旺、肺结核病的患者应当慎重食用。

青椒与苦瓜一同食用，能够充分吸收其中的营养，并且还可美容养颜、瘦身健体；青椒与鳝鱼同食，开胃爽口、降血糖；青椒与肉类同食，能够促进人体对营养物质的消化、吸收过程；青椒与空心菜一起食用，能够降血压、消炎止痛。但是，青椒和黄瓜一同食用的时候，会影响人体对维生素 C 的吸收，进而降低青椒的营养价值。下面就来为高血压患者推荐几种常见的青椒降压食谱。

一、青椒番茄炒蛋

材料：西红柿，青椒，鸡蛋，植物油，蒜，盐。

做法：

1. 将西红柿、青椒清洗干净后分别切成块状；鸡蛋打入碗中，搅拌均匀；蒜切小片。

2. 将锅置于火上，倒入适量植物油，油热后，倒入蛋液，鸡蛋炒熟，沥干油后盛出。

3. 将锅置于火上，倒入适量植物油，然后放入蒜片爆香，倒入西红柿块翻炒至黏软，再放入青椒块翻炒几下，倒入炒好的鸡蛋继续翻炒至熟，出锅以前撒上少许盐即可。

二、青椒炒茄丝

材料：茄子，青椒，盐，油。

做法：

1. 将茄子清洗干净后切成丝状，然后放到盐水中浸泡备用；青椒清洗干净后切成丝状。

2. 将锅置于火上，倒入适量油，烧热，然后将茄丝捞出，沥干水分，放入锅中煸炒至软，盛出。

3. 将青椒丝放到锅中煸炒至熟，加少许盐调味即可。

三、青椒豆腐丝

材料：青椒，豆腐皮，盐，香油，味精。

做法：

1. 将青椒去蒂、去籽后清洗干净，切成丝状；豆腐皮切成丝状；将二者一同放到沸水中焯一下，捞出，放到干净的容器中备用。

2. 在豆腐丝上淋上几滴香油，撒入适量盐、味精调味，搅拌均匀即可。

卷心菜，富含维生素 C，降血压

卷心菜也叫球甘蓝、包菜、圆白菜、洋白菜，是常见的蔬菜，富含水分。卷心菜里面维生素 C、维生素 E 的含量丰富，能够降低血液里面的胆固醇，保持血液畅通，维持血管弹性，进而有效预防高血压。

卷心菜里面的脂肪、碳水化合物、膳食纤维、钙、磷、钠，以及多种维生素含量丰富，适当增加圆白菜的摄入，能够增强食欲、助消化，还能够预防便秘。

卷心菜里面含有一种元素，被称之为"溃疡愈合因子"，具有非常好的治疗溃疡之功，能够加速创面愈合，非常适合胃溃疡患者食用。此外，卷心菜还有非常好的降压之功，适合高血压、动脉硬化、胆结石症、肥胖、消化道胃溃疡的患者食用。但是要注意，皮肤瘙痒性疾病、眼部充血患者、小儿脾胃弱者均不宜多吃卷心菜。

卷心菜的烹调方法很多，包括炒、炝、拌、熘等，同番茄一起做汤或是做成馅料都可以。卷心菜还能够抑制癌细胞增殖，提高癌症患者的生活质量。新鲜卷心菜里面含有植物杀菌素，具有抑菌消炎之功，能够缓解咽

喉肿痛、外伤肿痛、蚊虫叮咬、胃痛、牙痛等。下面就来为高血压患者推荐几种常见的卷心菜降压食谱：

一、手撕醋熘卷心菜

材料：卷心菜，蒜蓉，剁椒，食盐，食醋，油。

做法：

1. 将卷心菜清洗干净，然后用手撕成小块状。

2. 将锅置于火上，倒入适量油，油热后，放入蒜茸、剁椒爆香，然后放入卷心菜，撒入适量食盐，开大火快炒，出锅以前淋上几滴食醋，翻炒均匀即可。

二、清炒虾米卷心菜

材料：卷心菜，虾米，盐。

做法：

1. 将卷心菜清洗干净后撕成小片状，放入水中再洗一遍，沥干水分。

2. 将虾米放到清水中浸泡一会儿，然后捞出，沥干水分。

3. 将锅置于火上，锅热后，倒入适量油，油热后，放入虾米爆香，然后放入卷心菜，翻炒至熟，撒入适量食盐，翻炒均匀即可。

三、凉拌腰果卷心菜

材料：卷心菜，腰果，香菜，香油，植物油，盐，味精。

做法：

1. 将卷心菜清洗干净，然后沥干表面的水分，切成细丝状，香菜清洗干净后切成段状。

2. 将锅置于火上，倒入适量植物油，油热后放入腰果，炸至腰果呈金黄色，沥干油，取出，拍碎。

3. 将切好的卷心菜放到干燥的小盆中，先倒上香油，搅拌均匀后，放入适量盐、味精，搅拌均匀，最后放入香菜、腰果即可。

芦笋，降压功效不一般

芦笋是世界十大名菜之一，也叫刁柏，有"蔬菜之王"的美称。

芦笋中含有天门冬酰胺，具有降血压、扩张末梢血管、增强心收缩、降低心率、增加尿量之功，其中所含的槲皮素具有降压、增强毛细血管弹性、降血脂、扩张冠状动脉、增强冠状动脉血流量等功效；而其中所含的香豆素具有降血压、抗血凝之功。

芦笋中含有天冬酰胺，微量元素硒、钼、铬、锰等，有调节机体代谢、增强机体免疫力之功；芦笋中还含有蛋白质、脂肪、碳水化合物、粗纤维、钙、磷、钠、镁等人体必需的元素，能够增强食欲、助消化，为人体补充维生素、矿物质，还能够防癌、抗癌。

芦笋中维生素、矿物质的含量比其他蔬菜高，非常适合高血压、心脏病、白血病、水肿、膀胱炎、肾炎等患者食用。但是要注意，痛风患者不宜多食。

芦笋虽然拥有多种功效，但是不适合生吃，存放了一个星期以上的芦笋也最好不要吃了，保存芦笋的时候要注意低温避光。芦笋里面的叶酸容易被破坏，因此，想要充分摄取芦笋中的叶酸，应当避免高温烹调，可以用微波炉小功率热熟后食用。

下面就来为高血压患者推荐几种常见的芦笋降压食谱：

一、响油芦笋

材料：芦笋，大蒜，红辣椒，生抽，蚝油，香油，花生油，盐，香醋，白糖。

做法：

1. 将芦笋清洗干净，去掉上面较老的部分，然后放到开水里面煮1分钟左右，捞出，放到冷水中过凉；捞出，切成段状后放到盘子里；大蒜去皮后切成末状；将红辣椒清洗干净后切碎。

2. 取一个干净的小碗，然后取每样调味料适量放入碗中，用适量清水调和均匀，蒜末放到芦笋段上，调和的调味汁也倒在芦笋段上。

3. 将锅置于火上，倒入适量花生油烧熟，然后将油趁热浇到芦笋段上；放些红辣椒碎做装饰。

二、鲜菇芦笋小炒

材料：芦笋，香菇，黄彩椒，干辣椒，葱，姜，蒜，植物油，盐。

做法：

1. 将芦笋清洗干净后切成段状；香菇泡发后清洗干净，切成片状；黄彩椒掰开，去掉瓤后清洗干净，切成细丝状；干辣椒清洗干净后切成小段；葱姜蒜清洗干净后切成末。

2. 将锅置于火上，倒入适量清水，水沸后，滴入几滴油，撒上少量盐，水沸后，将芦笋段放到锅中焯一下，捞出，放到冷水中过凉。

3. 将炒锅置于火上，放入适量植物油，油热后，放入干红辣椒段，以及葱姜蒜末爆香，之后放入香菇片、黄彩椒丝翻炒均匀，淋上适量生抽，加入适量盐调味，继续翻炒至断生即可。

三、炝炒芦笋尖

材料：芦笋笋尖，干红辣椒，植物油，花椒，香油，盐，味精。

做法：

1. 将芦笋笋尖清洗干净，之后放入锅中蒸熟，装盘；干红辣椒清洗干净后切成段状。

2. 将锅置于火上，倒入适量植物油，油热后，放入干红辣椒段、花椒爆香，在芦笋笋尖上撒上适量盐、味精和炸好的干红辣椒段、花椒粒，之后淋上香油，搅拌均匀即可。

黑木耳，活血抗凝之佳品

黑木耳又叫木耳、木菌、光木耳，属于真菌，呈黑褐色，质地柔软，味道纤维，荤食素食均可，营养丰富，具有非常的驻颜之功，常食能够润泽肌肤，焕发肌肤光彩，还能够预防缺铁性贫血，药用功效很广。

黑木耳里面的铁元素含量很高，有活血抗凝、养颜补血之功，并且还能够预防冠心病、动脉粥样硬化，非常适合中老年人食用。黑木耳里面所含的维生素 K 也具有抗凝血之功，进而预防血栓的发生。

黑木耳里面还含有优质糖类、蛋白质、脂肪、氨基酸、维生素、矿物质。

我们在市面上最常见的就是干木耳，干木耳为黑木耳经过暴晒之后得到的产品。黑木耳经过暴晒之后，里面的大部分卟啉会被分解，食用以前，黑木耳会经水浸泡后，里面剩余的卟啉就会溶解在水中，因此，食用水发黑木耳是非常安全的。

黑木耳的降压功效非常好，因此适合高血压患者食用。但是要注意，黑木耳有活血抗凝之功，因此，出血性疾病的患者、孕妇不宜食用；而且，黑木耳性滑利，所以腹泻患者也不宜多吃。

黑木耳的烹调方法很多，可炒、烩、做汤等，味道鲜美，营养丰富。

下面就来为高血压患者推荐几种常见的黑木耳降压食谱：

一、黑木耳炒芹菜

材料：芹菜，黑木耳，植物油，白皮大蒜，杜仲粉，葱，姜，盐。

做法：

1. 黑木耳泡发后去掉根蒂；芹菜和葱清洗干净后切成段状；姜清洗干净后切成段状；蒜去皮后切成薄片。

2. 将锅置于火上，倒入适量植物油，油热后，放入姜、葱、蒜爆香，之后放入芹菜段、黑木耳、盐、杜仲粉，翻炒至熟即可。

二、辣椒木耳炒黄瓜

材料：黄瓜，黑木耳，生姜，大蒜，花椒，白糖，精盐，红辣椒，食用油。

做法：

1. 将黄瓜清洗干净后去皮，之后切成小滚刀块；黑木耳泡发；大蒜切成片状；生姜清洗干净后切成末；红辣椒清洗干净后切成斜段。

2. 将锅置于火上，倒入适量油，油热后，放入花椒爆香，之后放入红辣椒段、蒜片、姜末爆香，倒入黄瓜块、木耳翻炒至熟，加入适量白糖、精盐，翻炒均匀即可。

三、黑木耳炒西兰花

材料：西兰花，黑木耳，植物油，盐，小米椒，味极鲜，鸡精。

做法：

1. 将黑木耳放到温水中泡发，然后清洗干净，去蒂；西兰花掰成小朵后清洗干净，放到开水中焯一下，淋上几滴植物油，加入适量盐，捞出，放到冷水中过凉，沥干水分；小米椒清洗干净后切成圈状。

2. 将锅置于火上，锅热后，倒入适量植物油，然后放入小米椒、黑木耳，热锅凉油地翻炒，放入西兰花，适量盐、味极鲜、鸡精，翻炒均匀即可。

猕猴桃，促进钠排出

猕猴桃也叫猕猴梨、藤梨、羊桃、木子、毛木。猕猴桃质地柔软，味道被称作是草莓、香蕉、凤梨三者的混合，因为猕猴喜欢吃，因此得名猕猴桃，也有人说是因为果皮上长满了毛，与猕猴相似，而得名猕猴桃。

猕猴桃是低钠高钾的水果，而低钠饮食对于高血压患者来说非常重要，猕猴桃里面钾元素的含量很高，而钾元素能够促进钠元素的排出，进而软化血管，利于高血压疾病的预防，有助于降血压。猕猴桃中丰富的果胶具有降低血液里面胆固醇浓度的功效。

猕猴里面含有血清促进素，能够稳定情绪、镇静心情；猕猴桃里面丰富的膳食纤维能够降低血液中胆固醇的含量，进而预防各种心脏疾病。

猕猴桃里面维生素 C 的含量丰富，能够强化免疫系统，促进伤口愈合和铁元素的吸收；猕猴桃里面的肌醇和氨基酸能够抑制抑郁症，补充大脑所需的营养物质。

对于情绪低落，常吃烧烤、便秘的人来说吃猕猴桃是非常有好处的。癌症、高血压、冠心病、食欲下降、消化不良的患者均可通过食用猕猴桃改善病情。但是要注意，脾虚便溏、风寒感冒、慢性胃炎、小儿腹泻者不宜吃猕猴桃。

烹调的过程中，猕猴桃一定要最后放，因为放得太早，烹调的温度太高，猕猴桃里面丰富的维生素 C 会被破坏掉。

下面就来为高血压患者推荐几种常见的猕猴桃降压食谱。

一、猕猴桃果酱

材料：猕猴桃，白砂糖，柠檬。

做法：

1. 将猕猴桃清洗干净后去皮，将果肉切成小丁状，用适量白砂糖拌匀水果，腌制 1 小时左右，让里面的果胶成分析出来。

2. 将锅置于火上，然后将腌制好的猕猴桃放入锅中，倒入适量清水，开小火熬煮至果肉软烂，取出勺子，将果肉压烂，之后开小火继续加热，不断地搅拌至八九成黏稠时挤入柠檬汁搅匀。

3. 等到水分充分蒸发，猕猴桃汁变得非常黏稠的时候，趁热将其装到无水、无油的玻璃罐子里面，密封，凉凉，放到冰箱中冷藏即可。

二、猕猴桃三文鱼炒饭

材料：猕猴桃，三文鱼，红椒，白饭，青瓜，蒜，橄榄油，盐，胡椒粉，米酒，糖，黑椒粉。

做法：

1. 将三文鱼清理干净后用盐和黑椒粉腌制，之后切成小块状；青瓜和红椒清洗干净后分别切成小块状；蒜剁成末；猕猴桃清洗干净后去皮，一部分切成小块状，另一部分放到榨汁机中榨汁。

2. 在白饭里面加入猕猴桃汁、胡椒粉、盐、糖、米酒，搅拌均匀，腌 5 分钟左右。

3. 将锅置于火上，锅热后，倒入适量橄榄油，然后放入蒜末爆香，再加入三文鱼，开小火翻炒，再放入青瓜、红椒继续炒，最后放入腌好的米饭，翻炒均匀，放入猕猴桃，关火，翻炒几下即可。

三、椰汁西米露

材料：西米，椰汁，芒果，猕猴桃，火龙果。

做法：

1. 将西米淘洗干净后放到锅中，加入适量清水，开中火熬煮至西米呈透明状，之后加入少量冷水，煮沸，关火继续焖5分钟左右，将煮好的西米放到冷水中浸泡。

2. 将火龙果、芒果、猕猴桃清洗干净后去皮，分别切成自己喜欢的形状；西米沥干水分后放到容器中，倒入适量椰汁，在西米上摆放好水果丁就可以了。